新世纪高职高专
国际经济与贸易类课程规划教材

新编报检实务

新世纪高职高专教材编审委员会 组编

主 编 张瑞夫 于文婷

副主编 姜 宁 赵 敏

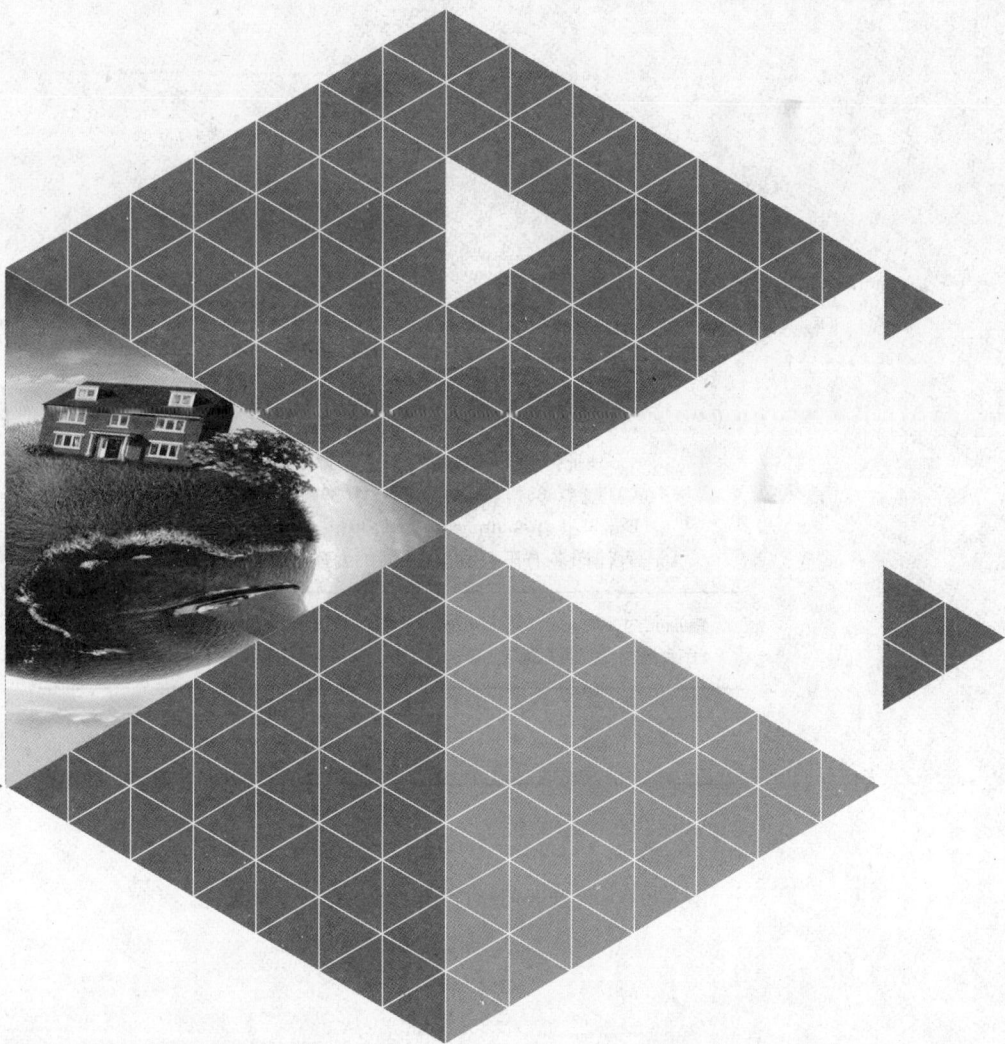

大连理工大学出版社

图书在版编目(CIP)数据

新编报检实务/张瑞夫,于文婷主编. —大连:大连理工大学出版社,2011.3(2018.8 重印)

新世纪高职高专国际经济与贸易类课程规划教材

ISBN 978-7-5611-6075-6

Ⅰ.①新… Ⅱ.①张… ②于… Ⅲ.①国境检疫—中国—高等职业教育—教材 Ⅳ.①R185.3

中国版本图书馆 CIP 数据核字(2011)第 031711 号

大连理工大学出版社出版

地址:大连市软件园路 80 号　邮政编码:116023
发行:0411-84708842　邮购:0411-84708943　传真:0411-84701466
E-mail:dutp@dutp.cn　URL:http://dutp.dlut.edu.cn

大连力佳印务有限公司印刷　　　大连理工大学出版社发行

幅面尺寸:185mm×260mm　　印张:13.5　　字数:305 千字
2011 年 3 月第 1 版　　　　　　2018 年 8 月第 6 次印刷

责任编辑:张剑宇　　　　　　　　责任校对:刘　文
　　　　　封面设计:张　莹

ISBN 978-7-5611-6075-6　　　　　　定　价:30.80 元

总　序

　　我们已经进入了一个新的充满机遇与挑战的时代,我们已经跨入了 21 世纪的门槛。

　　20 世纪与 21 世纪之交的中国,高等教育体制正经历着一场缓慢而深刻的革命,我们正在对传统的普通高等教育的培养目标与社会发展的现实需要不相适应的现状作历史性的反思与变革的尝试。

　　20 世纪最后的几年里,高等职业教育的迅速崛起,是影响高等教育体制变革的一件大事。在短短的几年时间里,普通中专教育、普通高专教育全面转轨,以高等职业教育为主导的各种形式的培养应用型人才的教育发展到与普通高等教育等量齐观的地步,其来势之迅猛,发人深思。

　　无论是正在缓慢变革着的普通高等教育,还是迅速推进着的培养应用型人才的高等职业教育,都向我们提出了一个同样的严肃问题:中国的高等教育为谁服务,是为教育发展自身,还是为包括教育在内的大千社会? 答案肯定而且唯一,那就是教育也置身其中的现实社会。

　　由此又引发出高等教育的目的问题。既然教育必须服务于社会,它就必须按照不同领域的社会需要来完成自己的教育过程。换言之,教育资源必须按照社会划分的各个专业(行业)领域(岗位群)的需要实施配置,这就是我们长期以来明乎其理而疏于力行的学以致用问题,这就是我们长期以来未能给予足够关注的教育目的问题。

　　众所周知,整个社会由其发展所需要的不同部门构成,包括公共管理部门如国家机构、基础建设部门如教育研究机构和各种实业部门如工业部门、商业部门,等等。每一个部门又可作更为具体的划分,直至同它所需要的各种专门人才相对应。教育如果不能按照实际需要完成各种专门人才培养的目标,就不能很好地完成社会分工所赋予它的使命,而教育作为社会分工的一种独立存在就应受到质疑(在市场经济条件下尤其如此)。可以断言,按照社会的各种不同需要培养各种直接有用人才,是教育体制变革的终极目的。

新世纪

随着教育体制变革的进一步深入,高等院校的设置是否会同社会对人才类型的不同需要一一对应,我们姑且不论。但高等教育走应用型人才培养的道路和走研究型(也是一种特殊应用)人才培养的道路,学生们根据自己的偏好各取所需,始终是一个理性运行的社会状态下高等教育正常发展的途径。

高等职业教育的崛起,既是高等教育体制变革的结果,也是高等教育体制变革的一个阶段性表征。它的进一步发展,必将极大地推进中国教育体制变革的进程。作为一种应用型人才培养的教育,它从专科层次起步,进而应用本科教育、应用硕士教育、应用博士教育……当应用型人才培养的渠道贯通之时,也许就是我们迎接中国教育体制变革的成功之日。从这一意义上说,高等职业教育的崛起,正是在为必然会取得最后成功的教育体制变革奠基。

高等职业教育还刚刚开始自己发展道路的探索过程,它要全面达到应用型人才培养的正常理性发展状态,直至可以和现存的(同时也正处在变革分化过程中的)研究型人才培养的教育并驾齐驱,还需要假以时日;还需要政府教育主管部门的大力推进,需要人才需求市场的进一步完善发育,尤其需要高职高专教学单位及其直接相关部门肯于做长期的坚忍不拔的努力。新世纪高职高专教材编审委员会就是由全国100余所高职高专院校和出版单位组成的旨在以推动高职高专教材建设来推进高等职业教育这一变革过程的联盟共同体。

在宏观层面上,这个联盟始终会以推动高职高专教材的特色建设为己任,始终会从高职高专教学单位的实际教学需要出发,以其对高等职业教育发展的前瞻性的总体把握,以其纵览全国高职高专教材市场需求的广阔视野,以其创新的理念与创新的运作模式,通过不断深化的教材建设过程,总结高职高专教学成果,探索高职高专教材建设规律。

在微观层面上,我们将充分依托众多高职高专院校联盟的互补优势和丰裕的人才资源优势,从每一个专业领域、每一种教材入手,突破传统的片面追求理论体系严整性的意识限制,努力凸现高等职业教育职业能力培养的本质特征,在不断构建特色教材建设体系的过程中,逐步形成自己的品牌优势。

新世纪高职高专教材编审委员会在推进高职高专教材建设事业的过程中,始终得到了各级教育主管部门以及各相关院校相关部门的热忱支持和积极参与,对此我们谨致深深谢意,也希望一切关注、参与高职教育发展的同道朋友,在共同推动高职教育发展、进而推动高等教育体制变革的进程中,和我们携手并肩,共同担负起这一具有开拓性挑战意义的历史重任。

新世纪高职高专教材编审委员会

2001 年 8 月 18 日

前　言

　　《新编报检实务》是新世纪高职高专教材编审委员会组编的国际经济与贸易类课程规划教材之一。

　　本书结合大量的案例，并引用我国相关法律法规，详细介绍了各类进出口货物的通关程序、报检程序和进出口货物报关单等单据的填制和使用程序，以及进出境运输工具及物品的通关、报检程序等报关员、报检员进行实际操作所必知、必会的内容。包含很多政策性、技术性、执法性的知识和内容，从而使读者了解我国的通关制度和报检制度，并能更快、更好地掌握通关、报检技巧，更好地为进出口企业服务。

　　本书的特色在于：

　　1. 本书以学习项目为知识结构的节点，既有别于传统的章节式结构，又与学习情景式结构有所不同，通过各成体系的学习项目把进出口检验检疫的零散的知识重新构建起来。内容上以商品进出口为主，省略了非商品进出口检验检疫的相关内容，更能突出内容的连贯性。

　　2. 融合了全国报检员职业资格考试大纲所要求的知识和内容。

　　3. 在内容的选取上以实践流程为主线，在介绍基本理论常识的基础上融合了大量实践操作的内容，从根本上解决了理论与实践的结合问题，同时引入较多知识链接，丰富原有的知识体系。

　　4. 教材中详尽列举各种图表单证，大量引用相关案例实例，具有很强的操作性和参考性。

　　全书由张瑞夫老师统撰，张瑞夫、于文婷任主编，姜宁、赵敏任副主编，张瑞夫负责编写模块一的四个项目，模块二的项目七、项目八以及模块三的项目一、项目二，于文婷负责编写模块二的项目六，模块三的项目四、项目五、项目七、项目八、项目九,姜宁负责编写模块二的项目二、项目三、项目四、项目五,模块三的项目六、项目十,赵敏负责编写模块二的项目一和附录部分。

本书既可作为高等职业院校和中等职业学校国际商务专业、国际货运代理专业和国际物流专业的教材,也可供参加全国报检员职业资格统一考试的读者参考。

由于编者的水平和经验有限,书中不足之处在所难免,敬请读者多提宝贵意见和建议,以便下次修订时完善。

所有意见和建议请发往:dutpgz@163.com

欢迎访问我们的网站:http://www.dutpgz.cn

联系电话:0411-84707492　84706104

编　者

2011 年 2 月

目　录

模块一

进出口检验检疫概述

学习项目一 检验检疫基本常识 1

一、出入境检验检疫的概念

出入境检验检疫,是指检验检疫部门和检验检疫机构依照法律、行政法规和国际惯例等的要求,对出入境货物、交通运输工具、人员等进行检验检疫、认证及签发官方检验检疫证明等监督管理工作。

二、中国出入境检验检疫的产生与发展

中国出入境检验检疫源自进出口商品检验、进出境动植物检疫和国境卫生检疫。

(一)进出口商品检验

1864年,由英商劳合氏的保险代理人上海仁记洋行代办水险和船舶检验、鉴定业务,这是中国第一个办理商检的机构。

1929年,工商部上海商品检验局成立,这是中国第一家由国家设立的官方商品检验局。

(二)进出境动植物检疫

中国最早的动植物检疫是1903年,在中东铁路管理局建立的铁路兽医检疫处,这是中国最早的进出境动植物检疫机构。

(三)国境卫生检疫

1873年,由于印度、泰国、马来半岛等地霍乱流行并向海外广泛传播,我国在上海、厦门海关设立卫生检疫机构,订立相应的检疫章程,这是中国出入境卫生检疫的雏形。

1998年3月,国家进出口商品检验局、国家动植物检疫局和国家卫生检疫局合并组建国家出入境检验检疫局。

2001年4月,原国家出入境检验检疫局和国家质量技术监督局合并,组建国家质量监督检验检疫总局,但原国家出入境检验检疫局设在各地的出入境检验检疫机构、管理体制及业务不变。

国家质检总局成立的同时,还成立了两个委员会,一个是国家认证认可监督管理委员会,统一管理国家认证、认可工作;另一个是国家标准化管理委员会,统一管理全国标准化

工作。

三、中国出入境检验检疫的法律地位

1.国家以法律形式从根本上确定了检验检疫的法律地位。

2.中国出入境检验检疫机构是四部法律的行政执法机构,依法具有执法主体地位。我国检验检疫部门是垂直领导体制。

3.中国相对完整的出入境检验检疫法律法规体系,是依法施检的执法基础。

4.中国检验检疫法律具有完备的监管程序,保证了法律的有效实施。

(1)四部检验检疫法律都有一个具有强制性的闭环性的监管措施,最主要的是货物的进出口都要通过海关最后一道监管措施。

(2)通过与海关配合,保证有关法律法规的有效实施。

(3)进口国要求出口国的检验检疫部门行使检验检疫职责,履行义务。

(4)合同规定凭检验检疫部门检验证书交货结算和对外索赔的,没有证书无法装船结汇和对外索赔,起到了监督和制约作用。

四、中国出入境检验检疫的作用

1.国家主权的体现。

2.国家管理职能的体现。

3.是中国对外贸易顺利进行和持续发展的保障。

4.保护农林渔业生产安全,促进农畜产品的对外贸易和保护人体健康。

5.出入境检验检疫实施国境卫生检疫是保护我国人民健康的重要屏障。

五、出入境检验检疫工作的主要目的和任务

1.对进出口商品进行检验、鉴定和监督管理,促进对外经济贸易的顺利发展。

2.对出入境动植物及其产品,包括其运输工具、包装材料进行检疫和监督管理,防止危害动植物的病菌、害虫、杂草种子及其他有害生物由国外传入或由国内传出,保护本国农、林、渔、牧业生产和国际生态环境以及人类的健康。

3.对出入境人员、交通工具、运输设备以及可能传播检疫传染病的行李、货物、邮包等物品实施国境卫生检疫和口岸卫生监督,防止传染病由国外传入或者由国内传出,保护人类健康。

4.按照SPS/TBT协议建立有关制度,采取措施,打破国外技术壁垒。SPS的中文意思是,实施动植物卫生检疫措施协议;TBT的中文意思是,贸易技术壁垒协议。

六、法定检验检疫的概念

法定检验检疫,又称强制性检验检疫,是指出入境检验检疫机构依法对出入境人员、货物、运输工具(统称法定检疫对象)实施检验、检疫、鉴定等检验检疫业务。具体哪些商品需要实施检验检疫,我国公布了《法检商品目录》。

目录的样式见下表:

商品编码	商品名称及备注	计量单位	海关监管条件(类别)	检验检疫类别
1001100001	硬粒小麦	千克	A/B	M. P. R/Q. S
16025010	牛肉罐头	听	A/B	M. P. R/N. Q. S

海关监管条件(类别),有 A、B、D 三种类别。

A:须实施进境检验检疫

B:须实施出境检验检疫

D:表示海关与检验检疫部门联合监管

检验检疫类别包括 M、N、P、Q、R、S、L 几种。

M:进口商品检验

N:出口商品检验

P:进境动植物、动植物产品检疫

Q:出境动植物、动植物产品检疫

R:进口食品卫生监督检验

S:出口食品卫生监督检验

L:民用商品入境验证

七、出入境检验检疫的基本内容

(一)进出口商品检验

1.凡列入《法检目录》内的商品,检验检疫部门依法实施检验,判定其是否符合国家技术规范的强制性要求,判定的方式采取合格评定活动。

合格评定程序包括:

(1)抽样、检验和检查;

(2)评估、验证和合格保证;

(3)注册、认可和批准以及各项的组合。

2.检验检疫机构对必须经检验检疫机构检验检疫的进出口商品以外的进出口商品,根据有关规定可实施抽查检验。

3.检验检疫机构根据需要,对检验合格的进出口商品,可以加施检验检疫标志或封识。

(二)动植物检疫

1.依法实施动植物检疫的情形:

(1)进境、出境、过境的动植物、动植物产品和其他检疫物;

(2)装载动植物、动植物产品和其他检疫物的装载容器、包装物、铺垫材料;

(3)来自动植物疫区的运输工具;

(4)进境拆解的废旧船舶;

(5)有关法律、法规、国际条约或合同约定应实施检验的货物、物品。

2.对于国家列明的禁止进境物作退回或销毁处理。

3.对进境动物、动物产品、植物种子、种苗及其他繁殖材料实行进境检疫许可制度,在签订合同之前,先办理检疫审批。

4.对出境动植物、动植物产品或其他检疫物,检验检疫机构对其生产、加工、存放过程实施检疫监管。

5.对过境运输的动植物、动植物产品和其他检疫物实行检疫监管。

6.对携带、邮寄动植物、动植物产品和其他检疫物的进境实行检疫监管。

7.对来自疫区的运输工具,口岸检验检疫机构实施现场检疫和有关消毒处理。

(三)卫生检疫与处理

1.出入境检验检疫部门对出入境的人员、交通工具、集装箱、行李、货物、邮包等实施医学检查和卫生检查。

2.检验检疫机构对未染有检疫传染病或者已实施卫生处理的交通工具,签发入境或者出境检疫证。

3.检验检疫机构对入境、出境人员实施传染病监测,有权要求出入境人员填写健康申明卡、出示预防接种证书、健康证书或其他有关证件。

4.对患有鼠疫、霍乱、黄热病的出入境人员,应实施隔离留验。

5.取消对患有艾滋病、性病、麻风病外国人的入境限制,并限定禁止入境的患有精神病和肺结核病外国人的范围。

6.对患有监测传染病的出入境人员,视情况分别采取留验、发就诊方便卡等措施。

7.对国境口岸和停留在国境口岸的入出境交通工具的卫生状况实施卫生监督。

8.对发现的患有检疫传染病、监测传染病、疑似检疫传染病的入境人员实施隔离、留验和就地诊验等医学措施。

9.对来自疫区、被传染病污染、发现传染病媒介的出入境交通工具、集装箱、行李、货物、邮包等物品进行消毒、除鼠、除虫等卫生处理。

(四)进口废物原料、旧机电产品装运前检验

1."进口废物原料装运前检验"的主要内容和规定

(1)对国家允许作为原料进口的废物和涉及国家安全、环境保护、人类和动植物健康的旧机电产品实施装运前检验制度,防止境外有害废物向我国转运。

(2)收货人与发货人签订的废物原料进口贸易合同中,必须订明所进口的废物原料须符合中国环境保护控制标准的要求,并约定由出入境检验检疫机构或国家质检总局认可的检验机构实施装运前检验,检验合格后方可装运。

2.旧机电产品装运前检验

进口旧机电产品的收货人或其代理人应在合同签署前向国家质检总局或收货人所在地直属检验检疫局办理备案手续。

对按规定应当实施装运前预检验的,由检验检疫机构或国家质检总局认可的装运前预检检验机构实施装运前检验,检验合格后方可装运。运抵口岸后,检验检疫机构仍将按规定实施到货检验。

（五）进口商品认证管理

"进口商品认证管理"的主要内容和规定：

1. 国家对涉及人类健康和动植物生命与健康，以及环境保护和公共安全的产品实行强制性认证制度。

2. 列入《中华人民共和国实施强制性产品认证的产品目录》内的商品，必须经过指定的认证机构认证合格，取得指定认证机构颁发的认证证书，并加施认证标志后，方可进口。

（六）出口商品质量许可

1. 国家对重要出口商品实行质量许可制度，出入境检验检疫部门单独或会同有关主管部门共同负责发放出口商品质量许可证，未获得质量许可证书的商品不准出口。

2. 检验检疫部门已对机械、电子、轻工、机电、玩具、医疗器械、煤炭等类商品实施出口产品质量许可制度。国内生产企业或其代理人可向当地出入境检验检疫机构申请出口商品质量许可证书。

3. 对于实施质量许可制度的出口商品实行验证管理。

（七）出口危险货物运输包装鉴定

1. 生产危险货物出口包装容器的企业，必须向检验检疫机构申请包装容器的性能鉴定。

2. 生产危险货物的企业，必须向检验检疫机构申请危险货物包装容器的使用鉴定。

（八）货物装载和残损鉴定

1. 对装运出口易腐烂变质的食品、冷冻品的船舶和集装箱等运输工具，承运人、集装箱单位或其代理人必须在装运前向口岸检验检疫机构申请适载检验。

2. 对外贸易关系人及仲裁、司法等机构，对海运进口商品可向检验检疫机构申请办理监视、残损鉴定、监视卸载、海损鉴定、验残等残损鉴定工作。

（九）外商投资财产鉴定

外商投资财产鉴定包括价值鉴定，损失鉴定，品种、质量、数量鉴定等。

（十）进出口商品质量认证

国家出入境检验检疫局负责管理和组织实施全国与进出口有关的质量认证认可工作。国家出入境检验检疫局授权成立的中国国家进出口企业认证机构认可委员会（CNAB），负责从事中国进出口领域认证机构认可工作和相应的认证评审员注册工作。提出申请的认证机构经评审证明符合认可委员会规定的认可条件，即可在进出口质量体系认证领域获得认可委员会的认可。

（十一）涉外检验检疫、鉴定、认证机构审核认可和监督涉外检验检疫、鉴定、认证机构审核认可

对于拟设立的中外合资、合作进出口商品检验、鉴定、认证公司，由国家出入境检验检疫局负责对其资格信誉、技术力量、装备设施及业务范围进行审查。合格后出具外商投资检验公司资格审定意见书，然后交由外经贸部批准。在工商行政管理部门办理登记手续领取营业执照后,再到国家出入境检验检疫局办理外商投资检验公司资格证书,方可开展经营活动。

对于从事进出口商品检验、鉴定、认证业务的中外合资、合作机构、公司及中资企业,对其经营活动实行统一监督管理。对于境内外检验、鉴定、认证公司设在各地的办事处,实行备案管理。

(十二)与外国和国际组织开展合作

检验检疫部门承担 WTO/TBT 协议和 SPS 协议咨询点业务;承担 UN、APEC、ASEM 等国际组织在标准与一致化和检验检疫领域的联络点工作;负责对外签订政府部门间的检验检疫合作协议、认证认可合作协议、检验检疫协议执行议定书等,并组织实施。

学习项目二 2

报检单位和报检员

报检单位分为自理报检单位和代理报检单位。

◆自理报检单位是指根据法律法规规定办理检验检疫报检/申报手续的出入境货物或其他报检物的关系人。自理报检单位在首次报检时须办理备案登记手续,取得报检单位代码。

◆代理报检单位是指经检验检疫机构注册登记,依法接受有关贸易关系人的委托,为有关贸易关系人办理报检/申报业务,在工商行政管理部门注册登记的境内企业法人。

学习知识1 自理报检单位

一、自理报检单位的范围

1.有进出口经营权的国内企业;

2.进口货物的收货人或其代理人;

3.出口货物的生产企业;

4.出口货物运输包装及出口危险货物运输包装生产企业;

5.中外合资、中外合作、外商独资企业;

6.国外(境外)企业、商社常驻中国代表机构;

7.进出境动物隔离饲养和植物繁殖生产单位;

8.进出境动植物产品的生产、加工、存储、运输单位;

9.对进出境动植物、动植物产品、装载容器、包装物、交通运输工具等进行药剂熏蒸和消毒服务的单位;

10.有进出境交换业务的科研单位;

11.其他涉及出入境检验检疫业务并需要办理备案的单位。

二、自理报检单位办理备案登记

1.实行备案管理制度。自理报检单位实行的是备案管理制度,代理报检单位实行的是注册登记制度。

2.首次办理报检业务,需向当地检验检疫机构申请办理备案登记手续。

3.自理报检单位向其工商注册所在地检验检疫机构提出申请。

4.要提交的材料：

(1)自理报检单位备案登记申请表；

(2)加盖企业公章的企业法人营业执照复印件,同时交验原件；

(3)加盖企业公章的组织机构代码证复印件,同时交验原件；

(4)有进出口经营权的企业须提供有关证明材料(政府批文)；

(5)申请人需提供的其他资料；

(6)检验检疫机构要求的相关材料。

审核通过颁发自理报检单位备案登记证明书,有效期5年。

5.要终止备案登记的,应以书面形式向原备案登记的检验检疫机构办理注销手续,经审核后予以注销。

6.已经在工商注册所在地检验检疫机构备案登记的自理报检单位及其已注册的报检员,前往注册地以外的检验检疫机构报检时,自理报检单位无须在异地办理备案登记和报检员注册手续。

请根据以下描述完成判断题第1～10题。

张某取得报检员资格证书后,应聘至南京一新成立的生产企业任报检员。该企业的第一笔进出口业务是从美国进口一批生产原料(检验检疫类别为M/N,纸箱包装),进境口岸为宁波。企业拟指派张某办理该批货物的报检手续。

1.该企业可根据需要选择在南京或宁波检验检疫机构提出备案登记申请。

答案:错,应向工商注册所在地办理备案登记。

2.该企业应向南京检验检疫机构提出备案登记申请。

答案:对

3.该企业应向宁波检验检疫机构提出备案登记申请。

答案:错,无须在异地办理备案登记。

4.该企业应分别向南京和宁波检验检疫机构提出备案登记申请。

答案:错

5.张某在企业办理自理报检单位备案登记手续后方可注册为报检员。

答案:对

6.张某应分别在南京和宁波检验检疫机构进行报检员注册。

答案:错。无须在异地办理报检员注册手续。

7.张某须在宁波检验检疫机构进行报检员注册。

答案:错

8.张某在取得入境货物通关单并办理货物通关手续后,可立即将货物运至企业投入生产。

答案:错。要联系检验检疫部门实施检验检疫,检验合格后才能投入生产。

9.检验检疫机构实施检验后,对该批货物签发了检验检疫处理通知书,该企业凭着此证书提取货物,投入生产。

答案:错,对该批货物签发了检验检疫处理通知书,说明改批货物不合格,不能投入生产。

10.该批货物在使用前应取得入境货物检验检疫证明。

答案:对

三、自理报检单位信息变更

自理报检单位备案登记的信息有变动的,应及时更改,自理报检单位的名称、注册地址、法定代表人更改的,重新颁发自理报检单位备案登记证明书。

四、自理报检单位的权利和义务

(一)权利

1.根据检验检疫法律法规规定,依法办理出入境货物、人员、运输工具、动植物及其产品等及与其相关的报检/申报手续。

2.在按有关规定办理报检,并提供抽样、检验检疫的各种条件后,有权要求检验检疫机构在国家质检总局统一规定的检验检疫期限内完成检验检疫工作并出具证明文件。如因检验检疫工作人员玩忽职守,造成入境货物超过索赔期而丧失索赔权的或出境货物耽误装船结汇的,有权追究当事人责任。

3.对检验检疫机构的检验检疫结果有异议的,有权在规定的期限内向原检验检疫机构或其上级检验检疫机构以至国家质检总局申请复验。

4.对所提供的带有保密性的商业、运输等单据,有权要求检验检疫机构及其工作人员予以保密。

5.有权对检验检疫机构及其工作人员的违法、违纪行为进行控告、检举。

(二)义务

1.遵守国家有关法律、法规和检验检疫规章,对所报检的真实性负责。

2.应当按检验检疫机构的要求聘用报检员,由报检员凭检验检疫机构核发的报检员证办理报检手续。应加强对本单位报检员的管理,并对报检员的报检行为承担法律责任。

3.提供正确、齐全、合法、有效的证单,完整、准确、清楚地填制报检单,并在规定的时间和地点向检验检疫机构办理报检手续。

4.在办理报检手续后,及时与检验检疫机构联系验货,协助检验检疫工作人员进行现场检验检疫、抽(采)样及检验检疫处理等事宜,并提供必要的工作条件。

5.对已经检验检疫合格放行的出口货物应加强批次管理,不得错发、错运、漏发,致使货证不符。对入境的法检货物,未经检验检疫或未经检验检疫机构的许可,不得销售、使用或拆卸、运递。

6.申请检验检疫、鉴定工作时,应按规定缴纳检验检疫费。

学习知识2　代理报检单位

国家质检总局对代理报检单位实行注册登记制度。取得代理报检单位注册登记证书方可在许可的报检区域内从事指定范围的代理报检业务。

一、代理报检单位注册登记

(一)资格要求

1. 申请代理报检单位注册登记的单位应当符合《出入境检验检疫代理报检管理规定》和国家质检总局规定的有关要求,向工商注册所在地直属检验检疫局提出申请。

2. 申请办理"代理报检单位"应具备以下条件:

(1)取得工商行政管理部门颁发的企业法人营业执照或营业执照,且注册资金在人民币150万元以上;

(2)有固定经营场所及符合开展代理报检业务所需的条件和设施;

(3)有健全的管理制度;

(4)有不少于10名经检验检疫机构考试合格并取得报检员资格证的人员,并与每个报检员签有合法的劳动合同,为每个报检员缴纳社会保险。

(二)注册登记的程序和要求

代理报检单位注册登记实行网上申请、书面确认的方式,申请单位向工商注册所在地直属检验检疫局提交申请,应提交的材料包括:

1. 代理报检单位注册登记申请书。

2. 企业声明。

3. 企业法人营业执照或营业执照正本复印件,同时交验副本原件。

4. 组织机构代码复印件,同时交验正本。

5. 拟任报检员的报检员资格证复印件,同时交验正本。

6. 申请单位的印章印模。

7. 加盖有申请单位公章的公司章程复印件和最近一次的验资报告复印件,同时交验原件。

8. 申请单位与其拟任报检员签订的劳动合同复印件,同时交验原件,且复印件须加盖公章。

9. 社会保险登记证复印件,同时交验原件,以及由劳动和社会保障部门出具或确认的申请单位为每个报检员缴纳社会保险的证明文件。

10. 申请单位有关代理报检的管理制度的复印件。

11. 国家质检总局要求的其他材料。

向工商注册所在地直属检验检疫局提出申请,直属检验检疫局将审核合格的代理报检单位注册登记申请上报国家质检总局。直属检验检疫局根据国家质检总局的审批意见作出准予许可或不予许可的决定,准予的,10个工作日内,颁发代理报检单位注册登记证书。

二、代理报检单位监督管理

(一)代理报检单位的信息变更

1. 应当在变更之日起15日内办理信息更改手续,向所在地检验检疫机构提交代理报检单位注册登记更改申请表。

2.如果更改的信息涉及注册登记证书内容的,直属检验检疫局要把原注册登记证书收回,然后才颁发新证。

(二)代理报检单位年度审核

1.时间:每年 3 月 31 日前向所在地直属检验检疫局申请年度审核。

2.要提交的资料:

(1)代理报检单位年审报告书。

(2)出入境检验检疫代理报检单位注册登记许证书复印件(同时交验正本)。

(3)工商营业执照复印件(同时交验正本)。

(4)检验检疫机构要求提供的其他材料。

3.年审结果:

(1)合格的,签发代理报检单位年审合格通知书。

(2)未参加年审或年审不合格的,报经国家质检总局同意后,取消其代理报检资格。

4.获得注册登记不满一年的代理报检单位,本年度可不参加年审。未参加年审,也未经直属检验检疫局同意延迟参加年审的单位,暂停其代理报检资格。

(三)代理报检单位信用等级分类管理

检疫检疫机构对代理报检单位实行信用等级的分类管理。信用等级评定是以代理报检单位在日常代理报检业务中遵守法律法规、履行代理报检职责的情况为依据,实行评分制,根据评分结果及附加条件确定 A、B、C、D 四个等级。

A 级、B 级的代理报检单位,可给予不同程度的便利通关措施和宽松的管理措施,对C 级、D 级的代理报检单位采取加严管理。

三、代理报检单位的权利、义务和责任

(一)权利

1.代理报检单位被许可注册登记后,有权在批准代理报检区域内由其在检验检疫机构注册并持有有效报检员证的报检员向检验检疫机构办理代理报检业务,但不得出借名义供他人办理代理报检业务。

2.除另有规定外,代理报检单位有权代理委托人委托的出入境检验检疫报检业务。

3.进口货物的收货人可以在报关地或收货地委托代理报检单位报检,出口货物发货人可以在产地或报关地委托代理报检单位报检。

4.按有关规定代理报检,并提供抽样、检验检疫的各种条件后,有权要求检验检疫机构在国家质检总局统一规定的检验检疫期限内完成检验检疫工作,并出具证明文件。

5.代理报检单位对检验检疫机构的检验检疫结果有异议的,有权在规定的期限内向原检验检疫机构或其上级检验检疫机构以至国家质检总局申请复验。

6.代理报检单位有权要求检验检疫机构对其提供的有关商业信息予以保密。

7.代理报检单位有权对检验检疫机构及其工作人员的违法、违纪行为进行投诉及检举。

（二）义务

1.代理报检单位在代理报检业务等事项时，必须遵守出入境检验检疫法律法规和规定，并对代理报检的各项内容和提交的有关文件的真实性、合法性负责，承担相应的法律责任。

2.代理报检单位从事代理报检业务时，必须提交委托人的报检委托书。报检委托书应载明委托人的名称、地址、法定代表人姓名（签字）、机构性质及经营范围，代理报检单位的名称、地址、联系人、联系电话、代理事项，以及双方责任、权利等内容，并加盖双方的公章。

3.代理报检单位应在检验检疫机构规定的期限、地点办理报检手续，办理报检时应按规定填制报检申请单，加盖代理报检单位的合法印章，并提供检验检疫机构要求的必要单证。

4.代理报检单位应切实履行代理报检职责，负责与委托人联系，按时缴纳检验检疫费，协助检验检疫机构落实检验检疫时间、地点，配合检验检疫机构实施检验检疫，并提供必要的工作条件；对已完成检验检疫工作的，应及时领取检验检疫证单和通关证明。

5.支持和配合检验检疫机构对其所代理报检业务有关事宜的调查和处理。

6.代理报检单位应按要求聘用报检员，加强对报检员的管理，规范报检员的行为，并对报检员的报检行为承担法律责任；报检员不再从事报检工作或被解聘或离开本单位时，代理报检单位应及时申请办理注销手续，否则因此产生的法律责任由代理报检单位承担。

（三）责任

1.负有保密的责任。

2.按规定代委托人交纳检验检疫费。

3.代理报检单位与被代理人之间的法律关系适用于《中华人民共和国民法通则》的有关规定；代理报检单位的代理报检行为，不免除被代理人根据合同或法律所应承担的产品质量责任和其他责任。

4.有伪造、变造、买卖或者盗窃出入境检验检疫证单、印章、标志、封识和质量认证标志行为的，除取消其代理报检注册登记及代理报检资格外，还应按检验检疫相关法律法规的规定予以行政处罚；对情节严重、涉嫌构成犯罪的，移交司法部门对直接责任人依法追究刑事责任。

5.代理报检单位及其报检员在从事报检业务中有违反报检规定的，由检验检疫机构根据规定给予通报批评、警告、暂停或取消其代理报检资格；违反有关法律法规的，按有关法律法规的规定处理；涉嫌触犯刑律的，移交司法部门按照刑法的有关规定追究其刑事责任。

学习知识3　报检员

◆出入境检验检疫机构对出入境检验检疫报检实行报检员凭证报检制度，报检员报检时应主动出示其报检员证。

◆对报检员日常的报检行为实施差错登记管理制度。

一、报检员资格

参加报检员资格全国统一考试并成绩合格的人员可取得报检员资格,并获得报检员资格证。参加报检员资格考试的人员应符合下列条件:

1. 年满 18 周岁,具有完全民事行为能力;

2. 具有良好的品行;

3. 具有高中或者中等学校以上的学历;

4. 国家质检总局规定的其他条件。

获得报检员资格证后 2 年内没有从事报检业务的,报检员资格证自动失效。

二、报检员注册

1. 只有获得报检员资格证的人员,方可申请报检员注册。

2. 报检员注册应当由报检单位向备案或注册登记的检验检疫机构提出申请,并提交有关材料:

(1) 报检员注册申请书。

(2) 拟任报检员所属企业在检验检疫机构的登记证书。

(3) 拟任报检员的报检员资格证。

(4) 检验检疫机构要求的其他材料。

3. 不予注册的情况:

(1) 报检员资格证失效的。

(2) 被吊销报检员证不满 3 年的。

(3) 已在检验检疫机构注册为报检员且未办理注销手续的。

三、报检员管理

1. 报检员证不得转借、涂改。

2. 一个报检员不得同时兼任两个或两个以上报检单位的报检工作。

3. 报检员证的有效期为 2 年,有效期届满前 30 日,报检员应当向发证检验检疫机构提出延期申请,同时提交延期申请。

检验检疫机构对报检员进行审核。经审核合格的,其报检员证有效期延长 2 年。经审核不合格的,报检员应当参加检验检疫机构组织的报检业务培训,经考试合格后,其报检员证有效期延长 2 年。未申请审核或者经审核不合格且未通过培训考试的,不予延长其报检员证有效期。

4. 报检员遗失报检员证的,应在 7 日内,向发证检验检疫机构递交情况说明,并登报声明作废。

5. 有下列情况之一的,报检员所属企业应收回其报检员证,交当地检验检疫机构,并以书面形式申请办理报检员证注销手续。

(1) 报检员不再从事报检业务的。

（2）企业因故停止报检业务的。

（3）企业解聘报检员的。

（4）报检员调往其他企业的。

6.自理报检单位的报检员可以在注册地以外的检验检疫机构办理本单位的报检业务，并接受当地检验检疫机构的管理。

7.检验检疫机构对报检员在办理报检业务过程中出现的差错或违规行为实行差错记分管理。

（1）记分方法

①一次记分的分值，依据差错或违规行为的严重程度，分为12分、4分、2分和1分四种。

②记分周期为一年度，满分12分，从报检员证初次发证之日起计算。一个记分周期期满后，记分分值累计未达到12分的，该周期内的记分分值予以消除，不转入下一个记分周期。

③在同一批次报检业务中出现两处或以上记分事项的，分别计算，累加分值。

④注销后重新注册或变更个人注册信息换发报检员证的，原记分分值继续有效。

⑤报检员对记分有异议的，可当场或在3日内提出申诉，经检验检疫机构复核，如报检员提出的事实、理由或者证据成立的，检验检疫机构根据实际情况取消或变更原记分。

⑥记分后，报检员应立即纠正差错或违规行为。

（2）监督管理

①一个记分周期内记分满12分，暂停报检资格3个月。

②同一记分周期内，暂停报检资格期间或期限届满后，被再次记满12分的，暂停报检资格6个月。

③暂停报检资格期限届满后，原记分分值予以清除，重新记分至该记分周期终止。

④暂停报检资格期间不得办理报检业务。由检验检疫机构暂时收回报检员证，无法收回的，检验检疫机构将予以公告。

⑤暂停报检资格期限未满不得办理报检单位变更手续，不予出具报检员证注销证明。

⑥出现下列情况之一的，取消报检资格，吊销报检员证。

a.不如实报检，造成严重后果的；

b.提供虚假合同、发票、提单等单据的；

c.伪造、变造、买卖或者盗窃、涂改检验检疫通关证明、检验检疫证单、印章、标志、封识和质量认证标志的；

d.其他违反检验检疫法律法规规定，情节严重的。

取消报检资格的，同时取消报检员资格证，3年内不允许参加报检员资格考试。

四、报检员的权利、义务和责任

（一）报检员的权利

1.对于入境货物，报检员在检验检疫机构规定的时间和地点内办理报检，并提供抽

（采）样、检验检疫的各种条件后，有权要求检验检疫机构在规定的期限或对外贸易合同约定的索赔期限内检验检疫完毕，并出具证明。

2.对于出境货物，报检员在检验检疫机构规定的地点和时间，向检验检疫机构办理报检，并提供必要工作条件后，有权要求检验检疫机构在规定的期限内检验检疫完毕，并出具证明。

3.报检员对检验检疫机构的检验检疫结果有异议时，有权根据有关法律规定，向原机构或其上级机构申请复验。

4.报检员如有正当理由需撤销报检时，有权按有关规定办理撤检手续。

5.报检员有权要求检验检疫机构对其提供的商业信息及个人资料给予保密。

6.对检验检疫机构的工作人员滥用职权、徇私舞弊、伪造检验检疫结果的，报检员有权对检验检疫机构工作人员的违法、违纪行为进行投诉及检举。

（二）报检员的义务和责任

1.办理业务时出示报检员证。

2.向本企业的领导传达并解释出入境检验检疫有关法律法规、通告及管理办法。

3.报检员应遵守有关法律法规和检验检疫规定，在规定的时间和地点进行报检并向检验检疫机构提供真实的数据和完整、有效的单证，准确、详细、清晰地填制报检单，随附证单应齐全、真实，协助所属企业完整保存报检资料等业务档案。

4.报检员有义务向检验检疫机构提供进行抽样、检验、检疫和鉴定等必要的工作条件，如必要的工作场所、辅助劳动力等；配合检验检疫机构为实施检验检疫而进行的现场验（查）货、抽（采）样及检验检疫处理等事宜；负责传达和落实检验检疫机构提出的检验检疫监管措施和其他有关要求。

5.报检员应按照有关规定缴纳检验检疫费。

6.报检员必须严格遵守有关法律法规和有关行政法规的规定，不得擅自涂改、伪造或变造检验检疫证（单）。

7.对于需要办理检疫审批的进境检疫物，报检员应于报检前提醒或督促有关单位办妥检疫审批手续，或准备提供隔离场。了解检疫结果，适时做好除害处理，对不合格货物按检疫要求配合检验检疫机构做好退运、销毁等处理工作。

8.对出境检疫物的报检，报检员应配合检验检疫机构，帮助检验检疫机构掌握产地疫情，了解检疫情况和结果。

9.对入境不合格的货物，应及时向出入境检验检疫机构通报情况，以便整理材料、证据对外索赔。对于出境检验检疫不合格的货物要搜集对方的反映，对有异议的货物要及时向检验检疫机构通报有关情况。

学习项目三 报检的一般要求 3

学习知识 1　报检的基本规定

一、报检的含义

报检是指有关当事人根据法律、行政法规的规定,对外贸易合同的约定或证明履约的需要,向检验检疫机构申请检验、检疫、鉴定,以获准出入境或取得销售使用的合法凭证及某种公证证明所必须履行的法定程序和手续。

二、报检的范围

1. 法律、行政法规规定必须由出入境检验检疫机构实施检验检疫的;
2. 输入国家或地区规定必须凭检验检疫机构出具的证书方准入境的;
3. 有关国际条约或与我国有协议/协定,规定必须经检验检疫的;
4. 对外贸易合同约定须凭检验检疫机构签发的证书进行交接、结算的商品。

三、报检资格

报检当事人从事报检行为,办理报检业务,必须按照检验检疫机构的要求,取得报检资格,未按规定取得报检资格的,检验检疫机构不予受理报检。

(一)报检单位

1. 自理报检单位在首次报检时须办理备案登记手续,取得自理报检单位备案登记证书和报检单位代码后,方可办理相关检验检疫事宜。

2. 代理报检单位须经国家质检总局审核获得许可、注册登记,取得代理报检单位注册登记证书和报检单位代码后,方可依法代为办理检验检疫报检。

(二)报检人员

1. 报检人员只有通过国家质检总局组织的全国统一考试,获得报检员资格证,并由报检单位向检验检疫机构提出注册申请,经审核合格获得了报检员证,方能从事本单位的报检工作。无持证报检人员的,应委托代理报检单位报检。

2.非贸易性质的报检行为,报检人员凭有效证件可直接办理报检手续。

四、报检方式

可以采用书面报检或电子报检两种方式。

(一)书面报检

报检当事人填制纸质出/入境报检单,备齐随附单证向检验检疫机构当面递交的报检方式。

(二)电子报检

主要通过"企业端软件"或"网上申报系统"(浏览器方式)两种方式来实现电子报检。先网上申报,检验检疫机构工作人员处理后,将受理报检信息反馈给报检当事人。当事人打印出符合规范的纸质报检单,并在检验检疫机构规定的时间和地点提交出/入境货物报检单和随附单据的报检方式。

五、报检程序

出入境报检程序一般包括准备报检单证、电子报检数据录入、现场递交单证、联系配合检验检疫、缴纳检验检疫费、签领证单等几个环节。

(一)准备报检单证

1.报检时,应使用国家质检总局统一印制的报检单,报检单必须加盖报检单位印章或已向检验检疫机关备案的"报检专用章"。

2.无相应内容的栏目应填写"＊＊＊",不得留空。

3.报检单位必须做到三个符合:一是单证符合,二是单货相符,三是单单相符。

4.随附单证原则上要求原件,确实无法提供原件的,应提供有效复印件。

(二)电子报检数据录入

1.使用经国家质检总局评测合格并认可的电子报检软件进行电子报检。

2.须在规定的报检时限内将相关出入境货物的报检数据发送至报检地检验检疫机构。

3.对合同或信用证中涉及检验检疫特殊条款和特殊要求的,应在电子报检中同时提出。

4.对经审核不符合要求的电子报检数据,报检人员可按照检验检疫机构的有关要求对报检数据修改后,再次报检。

5.报检人员收到受理报检的反馈信息后打印出符合规范的纸质货物报检单。

6.需要对已发送的电子报检数据进行更改或撤销报检时,报检人员应发送更改或撤销申请。

(三)现场递交单证

1.电子报检受理后,报检人员应在检验检疫机构规定的地点和期限内,持本人报检员证到现场递交纸质报检单、随附单证等有关资料。

2.对经检验检疫机构工作人员审核认为不符合规定的报检单证,或需要报检单位作出解析、说明,报检人员应及时修改、补充或更换报检单证,及时解析、说明情况。

(四)联系配合检验检疫

报检人员应主动联系,配合检验检疫机构对出入境货物实施检验检疫。

(五)缴纳检验检疫费

报检人员应在检验检疫机构开具收费通知单之日起20日内足额缴纳检验检疫费用。

(六)签领证单

对出入境货物检验检疫完毕后,检验检疫机构根据评定结果签发相应的证单,报检人在领取检验检疫机构出具的有关检验检疫证单时应如实签署姓名和领证时间,并妥善保管。

学习知识2 入境货物报检

一、入境报检的分类

入境报检可分为入境一般报检、入境流向报检和异地施检报检。

(一)入境一般报检

入境一般报检是指法定检验检疫入境货物的货主或其代理人,持有关单证向报关地检验检疫机构申请对入境货物进行检验检疫以获得入境通关放行凭证,并取得入境货物销售、使用合法凭证的报检。

对入境一般报检业务而言,签发入境货物通关单(三联)和对货物实施检验检疫都由报关地检验检疫机构完成,货主或其代理人办理通关手续后,应主动与检验检疫机构联系落实检验检疫工作。

(二)入境流向报检

入境流向报检亦称口岸清关转异地进行检验检疫的报检,指法定入境检验检疫货物的收货人或其代理人持有关证单在卸货口岸向口岸检验检疫机构报检,获取入境货物通关单并通关后由进境口岸检验检疫机构进行必要的检疫处理,货物调往目的地后再由目的地检验检疫机构进行检验检疫监管。

"流向报检"与"一般报检"的区别就在于,申请入境流向报检货物的报关地与目的地属于不同辖区。

(三)异地施检报检

1.异地施检报检是指已在口岸完成入境流向报检,货物到达目的地后,该批入境货物的货主或其代理人在规定的时间内,向目的地检验检疫机构申请进行检验检疫的报检。

"入境流向报检"和"异地施检报检"是属于一批货物进行报检时的两个环节。经过"入境流向报检",就要有货物的"异地施检报检"与其相对应。

2.因"入境流向报检"只在口岸对装运货物的运输工具和外包装进行了必要的检疫处理,并未对整批货物进行检验检疫。

3.只有当实施检验检疫的机构对货物实施了具体的检验、检疫后,货主才能获得相应的准许进口货物销售使用的合法凭证,也就是入境货物检验检疫证明,这样也就完成了进境货物的检验检疫工作,货物可以自由买卖。

在异地施检报检时应提供口岸检验检疫机构签发的入境货物调离通知单。

二、报检的时限和地点

(一)报检的时限

1.输入微生物、人体组织、生物制品、血液及其制品或种畜、禽及其精液、胚胎、受精卵的,应当在入境前 30 天报检。

2.输入其他动物的,应在入境前 15 天报检。

3.输入植物、种子、种苗及其他繁殖材料的,应在入境前 7 天报检。

4.入境货物需对外索赔出证的,应在索赔有效期前不少于 20 天内向到货口岸或货物到达地的检验检疫机构报检。

(二)报检的地点

1.审批、许可证等有关政府批文中已规定检验检疫地点的,在规定的地点报检。

2.大宗散装商品,易腐烂变质商品,废旧物品,卸货时发现包装破损、数量短缺的商品,必须在卸货口岸检验检疫机构报检。

三、入境货物报检时应提供的单据

1.入境报检时,应填写入境货物报检单,并提供外贸合同、发票、提(运)单装箱单等有关单证。

2.按照检验检疫的要求,提供其他相关特殊证单。

(1)凡实施安全质量许可、卫生注册或其他需审批审核的货物,应提供有关证明。

(2)申请品质检验的,还应提供国外品质证书或质量保证书、产品使用说明书及有关标准和技术资料;凭样成交的,须加附成交样品;以品级或公量计价结算的,应同时申请重量鉴定。

(3)入境废物,还应提供国家环保部门签发的进口废物批准证书和经认可的检验检疫机构签发的装运前检验合格证书等。

(4)申请残损鉴定的,还应提供理货残损单、铁路商务记录、空运事故记录或海事报告等证明货损情况的有关单位。

(5)申请数/重量鉴定的,还应提供数/重量明细单、磅码单、理货清单等。

(6)货物经收、用货部门验收或其他单位检测的,应随附验收报告或检测结果以及数/重量明细单等。

(7)入境动植物及其产品,还必须提供产地证、输出国家或地区官方的检疫证书;需办理入境检疫审批的,还应提供入境动植物检疫许可证。

(8)过境动植物及其产品,应提供货运单和输出国家或地区官方出具的检疫证书;运输动物过境的,还应提交国家质检总局签发的动植物过境许可证。

21

(9)入境旅客、交通员工携带伴侣动物的,应提供入境动物检疫证书及预防接种证明。

(10)因科研等特殊需要,输入禁止入境物的,须提供国家质检总局签发的特许审批证明。

(11)入境特殊物品的,应提供有关的批件或规定文件。

(12)开展检验检疫工作要求提供的其他特殊证单。

学习知识 3 出境货物报检

一、出境报检的分类

出境报检分为出境一般报检、出境换证报检、出境预检报检。

(一)出境一般报检

1.出境一般报检是指法定检验检疫的出境货物的货主或其代理人,持有关单证向产地检验检疫机构申请检验检疫以取得出境放行证明及其他证单的报检。

2.对于出境一般报检货物,在当地海关报关的,由产地检验检疫机构签发的出境货物通关单,货主或其代理人持出境货物通关单向当地海关报关。

3.在异地报关的,由产地检验检疫机构签发出境货物换证凭单或换证凭条,货主凭此向报关地检验检疫机构申请换发出境货物通关单。

4.如果货物符合出口直通放行条件的,产地检验检疫机构直接签发出境货物通关单,货主凭此直接向报关地海关办理通关手续,货主无须再凭产地检验检疫机构签发的出境货物换证凭单或换证凭条到报关地检验检疫机构换发出境货物通关单。

(二)出境换证报检(产地和报关地不一致)

出境换证报检是指经产地检验检疫机构检验检疫合格的法定检验检疫出境货物的货主或其代理人,持产地检验检疫机构签发的出境货物换证凭单或换证凭条向报关地检验检疫机构申请换发出境货物通关单的报检。

对于出境换证报检的货物,报关地检验检疫机构按照国家质检总局规定的抽查比例进行查验。

(三)出境预检报检

1.出境货物预检报检是指货主或其代理人持有关单证向产地检验检疫机构对暂时还不能出口的货物预先实施检验检疫的报检。合格的,签发标明"预检"字样的出境货物换证凭单,正式出口时,可凭此证申请办理换证放行手续。

2.申请报检的货物是经常出口的、非易腐烂变质、非易燃易爆的商品。

二、出境货物报检的时限和地点

(一)报检时限

1.出境货物最迟应在出口报关或装运前 7 天报检,对于个别检验检疫周期较长的货物,应留有相应的检验检疫时间。

2.需隔离检疫的出境动物在出境前 60 天预报,隔离前 7 天报检。

3.出境观赏动物应在动物出境前 30 天到出境口岸检验检疫机构报检。

(二)报检地点

1.法定检验检疫货物,除活动物需由口岸检验检疫机构检验检疫外,原则上应实施产地检验检疫,在产地检验检疫机构报检。

2.法律法规允许在市场采购的货物应在采购地的检验检疫机构办理报检手续。

3.异地报关的货物,在报关地检验检疫机构办理换证报检(实施出口直通放行制度的货物除外)。

三、出境货物报检应提供的单据

1.出境货物报检时,应填写出境货物报检单,并提供外贸合同、信用证、发票、装箱单等有关单证。

2.按照检验检疫的要求,提供相关其他特殊证单:

(1)凡实施质量许可、卫生注册或需经审批的货物,应提供有关证明。

(2)生产者或经营者检验结果单和数/重量明细单或磅码单。

(3)凭样成交的,应提供经双方确认的样品。

(4)出境危险货物,必须提供出境货物运输包装性能检验结果单正本和出境危险货物运输包装使用鉴定结果单(正本)。

(5)有运输包装、与食品直接接触的食品包装,还应提供检验检疫机构签发的出境货物运输包装性能检验结果单。

(6)出境特殊物品的,根据法律法规规定应提供有关的审批文件。

(7)预检报检的,应提供生产企业与出口企业签订的贸易合同,预检报检货物放行时,应提供检验检疫机构签发的表明"预检"字样的出境货物换证凭单(正本)。

(8)一般报检出境货物在报关地检验检疫机构办理换证报检时,应提供产地检验检疫机构签发的标明"一般报检"的出境货物换证凭单或换证凭条。

(9)开展检验检疫工作要求提供的其他特殊证单。

学习知识4　更改、撤销和重新报检

一、更改

1.已报检的出入境货物,检验检疫机构尚未实施检验检疫或虽已实施检验检疫但尚未出具证单的,由于某种原因需要更改报检信息的,可以向受理报检的检验检疫机构申请,经审核批准后按规定进行更改。

2.检验检疫机构证单发出后,报检人需要更改、补充内容或重新签发的,应向原检验检疫机构申请,经审核批准后按规定进行更改。

3.品名、数(重)量、包装、发货人、收货人等重要项目更改后与合同、信用证不符的,或者更改后与输入国法律法规规定不符的,均不能更改。

超过有效期的检验检疫证单,不予更改、补充或重发。

4.办理更改要提供的单据:

(1)填写更改申请单,说明更改的事项和理由;

(2)提供有关函电等证明文件,交还原发检验检疫证单;

(3)变更合同或信用证的,须提供新的合同或信用证。

二、撤销

1.报检人向检验检疫机构因故撤销的,可提出申请,并书面说明理由;

2.报检后30天内未联系检验检疫事宜的,作自动撤销报检处理;

3.办理撤销应填写更改申请单,说明撤销理由,提供有关证明材料。

三、重新报检

领取了检验检疫证单后,凡有下列情况之一的应重新报检:

1.超过检验检疫有效期限的;

2.变更输入国家或地区,并有不同检验检疫要求的;

3.改换包装或重新拼装的;

4.已撤销报检的;

5.其他不符合更改条件,需要重新报检的。

学习知识5 进出特殊监管区货物的报检

一、保税区

(一)报检范围

1.列入《出入境检验检疫机构实施检验检疫的进出境商品目录》的进出境货物。

2.法律法规规定由检验检疫机构负责检验检疫的进出境货物。

3.运输工具和集装箱。

4.应实施检验检疫的包装物及铺垫材料。

(二)报检要求

保税区内出入境货物及其运输工具、集装箱的报检要求与一般的报检要求基本相同。

(三)检验检疫程序

1.保税区与境外之间进出的应检物

(1)从境外输入保税区的法定检验检疫物,应当向进境口岸检验检疫机构报检。属于卫生和动植物检疫范围的,由检验检疫机构实施卫生和动植物检疫;应当实施卫生和动植物检疫除害处理的,由检验检疫机构进行卫生、除害处理;仓储物流货物以及自用的办公用品、出口加工所需原材料、零部件,免予实施强制性产品认证;国境内非保税区(不含港澳台地区)进入保税区的,不需要办理海关通关手续的,检验检疫机构不实施检验检疫;需要办理海关通关手续的,检验检疫机构按规定实施检验检疫。

（2）从保税区输往境外的,法定检验检疫对象由检验检疫机构依法实施检验检疫;入境时已经实施检验的保税区内的货物输往非保税区的,以及从非保税区进入保税区的货物又输往非保税区的,不实施检验;从非保税区进入保税区后不经加工直接出境的,保税区检验检疫机构凭产地检验检疫机构签发的出境货物换证凭单或换证凭条换证放行,不再实施检验检疫;如需要重新报检的,应按规定重新报检;加工出境产品,符合有关规定的,可以向检验检疫机构申请签发普惠制原产地证书或者一般原产地证书、区域性优惠原产地证书、专用原产地证书等。

（3）从非保税区进入保税区后不经加工直接出境的,保税区检验检疫机构凭产地检验检疫机构签发的检验检疫合格证明放行,不再实施检验检疫。

2.保税区与非保税区之间进出的应检物

（1）从非保税区进入保税区时,不需要办理海关通关手续的,检验检疫机构不实施检验检疫;需要办理海关通关手续的,检验检疫机构按规定实施检验检疫。

（2）从保税区输往非保税区的应检物,除法律另有规定的,不实施检验检疫。

3.保税区内互流通的应检物

检验检疫机构免予实施检验检疫,无须报检。

二、出口加工区

(一)报检范围

与保税区一样。

(二)报检要求

与一般的报检要求基本相同。

(三)检验检疫程序

1.加工区与境外之间进出的应检物

区内企业为加工出口产品入境所需的货物以及其在加工区内自用的办公和生活消费品,免予实施品质检验。但以废物作为原料的,按有关规定实施环保项目检验。

2.加工区与区外之间进出的应检物

（1）装运出境易腐烂变质食品、冷冻品的集装箱应实施适载检验。

（2）区外运入加工区的任何货物,检验检疫机构不予检验检疫。

（3）加工区运往区外的法定检验检疫的货物,视同进口。

①属商品检验范围内的,须由检验检疫机构实施品质检验;

②属食品卫生检验范围内的,须由检验检疫机构实施食品卫生检验;

③属进口商品安全质量许可制度目录内的,需按照进口商品安全质量许可制度的规定办理;

④属动植物检疫范围内的,不再实施动植物检疫;

⑤属卫生检疫范围内的,不再实施卫生检疫;

⑥从加工区运往区外的废料和旧机电产品,检验检疫机构按有关规定实施环保项目检验。

三、边境贸易

（一）报检范围

出入境检验检疫机构对边境贸易进出口商品实行全申报（报检）管理制度。

（二）报检程序

与一般贸易进出口货物的报检手续基本相同。

（三）报检应提供的单据

1.报检时，应填写适用于边境贸易的出境货物报检单或入境货物报检单，并提供有关证单。

2.属于实行检疫许可制度或者卫生注册登记制度管理的货物报检时，应提供检疫许可证明或者卫生注册登记证明。

3.入境展览物为旧机电产品的，应按旧机电产品备案手续办理相关证明。

学习知识 6　鉴定业务的报检

一、残损鉴定

（一）鉴定范围

检验检疫机构根据需要对有残损的下列进口商品实施残损检验鉴定：

1.法定检验的进口商品；

2.法定检验以外的进口商品的收货人或者其他贸易关系人，发现进口商品质量不合格或残损、短缺，申请出证的；

3.进口的危险品、废旧物品；

4.实行验证管理、配额管理，并需由检验检疫机构检验的进口商品；

5.涉嫌有欺诈行为的进口商品；

6.收货人或者其他贸易关系人需要检验检疫机构出证索赔的进口商品；

7.双边、多边协议协定，国际条约规定，或国际组织委托、指定的进口商品；

8.相关法律、行政法规规定须经检验检疫机构检验的其他进口商品。

（二）申报及鉴定要求

1.申报人

进口商品的收货人或者其他贸易关系人可以自行向检验检疫机构申请残损检验鉴定，也可以委托经检验检疫机构注册登记的代理报检企业办理申请手续。

2.受理申报机构

（1）法定检验进口商品发生残损需要实施残损检验鉴定的，收货人应当向检验检疫机构申请残损检验鉴定；

（2）法定检验以外的进口商品发生残损需要实施残损检验鉴定的，收货人或者其他贸易关系人可以向检验检疫机构或者经国家质检总局许可的检验机构申请残损检验鉴定。

3.申报时间

（1）进口商品发生残损或者可能发生残损需要进行残损检验鉴定的，进口商品的收货人或者其他贸易关系人应当向进口商品卸货口岸所在地检验检疫机构申请残损检验鉴定。

（2）进口商品在运抵进口卸货口岸前已发现残损或者其运载工具在装运期间存在、遭遇或者出现不良因素而可能使商品残损、灭失的，进口商品收货人或者其他贸易关系人应当在进口商品抵达进口卸货口岸前申请，最迟应当于船舱或者集装箱拆封、开舱、开箱前申请。

（3）进口商品在卸货中发现或者发生残损的，应当停止卸货并立即申请。

（4）进口商品发生残损需要对外索赔出证的，进口商品的收货人或者其他贸易关系人应当在索赔有效期届满前 20 日申请。

4.鉴定地点

（1）卸货口岸

进口商品有下列情形的，应当在卸货口岸实施检验鉴定：

①散装进口的商品有残损的；

②商品包装或商品外表有残损的；

③承载进口商品的集装箱有破损的。

（2）商品到达地

进口商品有下列情形的，应当转单至商品到达地实施检验鉴定：

①国家规定必须迅速运离口岸的；

②打开包装检验后难以恢复原状或难以装卸运输的；

③需在安装调试或使用中确定其致损原因、损失程度、损失数量和损失价值的；

④商品包装和商品外表无明显残损，需在安装调试或使用中进一步检验的。

5.其他要求

（1）检验检疫机构鉴定后出具残损证书，进口商可依此向有关方面提出索赔。

（2）当换货、补发货进口通关时，进口商可凭检验检疫机构出具的有关检验鉴定证书和入境货物通关单，申请免交换补货的进口关税。

（三）应提供的单据

申请残损鉴定的，应提供合同、提（运）单、发票、装箱单、说明书、重量明细单、国外品质证书，还应根据具体情况提供理货残损单、铁路商务记录、空运事故记录或海事报告等证明货损情况的有关单证。另外，报检人还应提供货损情况说明，已与外商签署退换货赔偿协议的应附赔偿协议复印件。

二、数量/重量检验鉴定

（一）报检范围

与残损鉴定的范围基本一样。

（二）报检要求

1. 进口报检时限、地点

进口商品数量、重量检验的报检手续，应当在卸货前向海关报关地的检验检疫机构办理。

大宗散装商品、易腐烂变质商品、可用作原料的固体废物以及已发生残损、短缺的进口商品，应当向卸货口岸检验检疫机构报检并实施数量、重量检验。

2. 出口报检时限、地点

（1）散装出口商品数量、重量检验的报检手续，应当在规定的期限内向卸货口岸检验检疫机构办理；

（2）包（件）装出口商品数量、重量检验的报检手续，应当在规定的期限内向商品生产地检验检疫机构办理；

（3）对于批次或标记不清、包装不良，或者在到达出口口岸前的运输中数量、重量发生变化的商品，收发货人应当在出口口岸重新申报数量、重量检验。

3. 申报数量、重量等检验项目的确定

（1）以数量交接计价的进出口商品，收发货人应当申报数量检验项目。对数量有明确要求或者需以件数推算全批重量的进出口商品，在申报重量检验项目的同时，收发货人应当申报数量检验项目。

（2）以重量交接计价的进出口商品，收发货人应当申报重量检验项目。对按照公量或者干量计价交接或者对含水率有明确规定的进出口商品，在申报数量、重量检验时，收发货人应当同时申报水分检测项目。

（3）进出口商品数量、重量检验中需要使用密度（比重）进行计重的，收发货人应当同时申报密度（比重）检测项目。

（4）船运进口散装液体商品在申报船舱计重时，收发货人应当同时申报干舱鉴定项目。

4. 进口商品有下列情形之一的，报检人应当同时申报船舱计重、水尺计重、封识、监装监卸等项目。

（1）海运或陆运进口的散装商品需要运离口岸进行岸罐计重或衡器鉴重，并依据其结果出证的；

（2）海运或陆运出口的散装商品进行岸罐计重或衡器鉴重后需要运离检验地装运出口，并以岸罐计重或衡器鉴重结果出证的。

5. 收发货人在办理进出口商品数量、重量检验报检手续时，应根据实际情况并结合国际通行做法向检验检疫机构申请下列检验项目：

（1）衡器鉴重。

（2）水尺计重。

（3）容器计重，分别有船舱计重、岸罐计重、槽罐计重。

（4）流量计重。

（5）其他有关的检验项目。

（三）报检应提供的单据

报检人按规定填写出入境货物报检单后报检，并提供合同、发票、装箱单、提（运）单、理货清单或重量明细单等相关单据。

学习知识7 出口免验商品的报检

一、适用范围

列入必须实施检验的进出口商品目录的进出口商品。但有些进出口商品除外：

1.食品、动植物及其产品；

2.危险品及危险品包装；

3.品质波动大或者散装运输的商品；

4.需出具检验检疫证书或者依据检验检疫证书所列重量、数量、品质等计价结汇的商品。

二、管理机构

1.国家质检总局统一管理全国进出口商品免验工作，负责对申请免验生产企业的考核、审查批准和监督管理。

2.各地出入境检验检疫机构负责所辖地区内申请免验生产企业的初审和监督管理。

三、企业申请的条件

需符合进出口商品质量应当长期稳定、有自己的品牌、符合《进出口商品免验审查条件》的要求等条件。

四、申请程序

1.申请进口商品免验的，申请人应当向国家质检总局提出。

2.申请出口商品免验的，申请人应当先向所在地直属检验检疫局提出，经所在地直属检验检疫局依照相关规定初审合格后，方可向国家质检总局提出正式申请。

3.申请人应当填写并向国家质检总局提交进出口商品免验申请书、申请免验进出口商品生产企业的ISO9000质量管理体系等文件。

4.国家质检总局对申请人提交的文件进行审核，并于1个月内做出以下书面答复意见：予以受理还是不予受理。

5.国家质检总局受理申请后，组成免验专家审查组在3个月内完成考核、审查。

6.国家质检总局根据审查组提交的审查报告，对申请人提出的免验申请进行如下处理：

（1）符合规定的，国家质检总局批准其商品免验，并向免验申请人颁发进出口商品免验证书。

（2）不符合规定的，国家质检总局不予批准其商品免验，并书面通知申请人。

（3）未获准进出口商品免验的申请人，自接到书面通知之日起 1 年后，方可再次向检验检疫机构提出免验申请。

五、有效期及监督管理

1. 免验证书有效期为 3 年。

2. 期满要求续延的，免验企业应当在有效期满 3 个月前，向国家质检总局提出免验续延申请，经国家质检总局组织复核合格后，重新颁发免验证书。

3. 对已获免验的进出口商品，需要出具检验检疫证书的，检验检疫机构实施检验检疫。

4. 免验企业不得改变免验商品范围，如有改变，应当重新办理免验申请手续。

5. 免验商品进出口时，免验企业可凭有效的免验证书、外贸合同、信用证、该商品的品质证明和包装合格单等文件到检验检疫机构办理放行手续。

6. 免验企业应当在每年 1 月底前，向检验检疫机构提交上年度免验商品进出口情况报告。

7. 检验检疫机构在监督管理工作中，发现免验企业的质量管理工作或者产品质量不符合免验要求的，责令该免验企业限期整改，整改期限为 3 至 6 个月。免验企业在整改期间，其进出口商品暂停免验。免验企业在整改期限内完成整改后，应当向直属检验检疫局提交整改报告，经国家质检总局审核合格后方可恢复免验。

8. 对不符合免验条件、弄虚作假、假冒免验商品进出口等情形的，注销免验。被注销免验的企业，自收到注销免验决定通知之日起，不再享受进出口商品免验，3 年后方可重新申请免验。

学习知识 8　复　验

一、复验工作程序和工作时限

1. 可以向作出检验结果的检验检疫机构或者其上级检验检疫机构申请复验，也可以向国家质检总局申请复验。

2. 检验检疫机构或者国家质检总局对同一检验结构只进行一次复验。

3. 对复验结论不服的，可以依法申请行政复议，也可以向人民法院提起行政诉讼。

二、申请复验的时限和条件

（一）工作程序

1. 复验申请－审核（受理）－实施复验－做出复验结论。

2. 工作时限：受理机构应当自收到复验申请之日起 60 日内作出复验结论。技术复杂，经本机构负责人批准，可以适当延长，延长期限最多不超过 30 日。

（二）复验申请的时限和条件

1. 报检人申请复验，应当在收到检验检疫机构作出的检验结果之日起 15 日内提出。

2.报检人申请复验,应当保证和保持原报检商品的质量、重量、数量符合原检验时的状态,并保留其包装、封识、标志。

三、应提供的单据

1.填写复验申请表。

2.原报检所提供的证单和资料。

3.原检验检疫机构出具的证单。

四、复验申请的受理

检验检疫机构或者国家质检总局收到复验申请之日起15日内,对复验申请进行审查并作出如下处理:

1.符合规定的,予以受理,出具复验申请受理通知书。

2.申请内容不全或随附单证不全的,出具复验申请材料补正告知书。

3.复验申请不符合有关规定的,不予受理,出具复验申请不予受理通知书。

五、复验申请的费用

1.申请复验的报检人按规定缴纳复验费用。

2.如果复验结论属原检验检疫机构的责任,则复验费用由原检验检疫机构负担。

学习项目四 4

出入境货物检验检疫工作程序及签证管理

学习知识1 出入境货物检验检疫工作程序

一、出入境货物检验检疫工作程序

入境货物的检验检疫工作程序是：报检后先放行通关，再进行检验检疫；出境货物的检验检疫工作程序是：报检后先检验检疫，再放行通关。

（一）入境货物检验检疫

1. 入境货物的检验检疫工作程序：申请报检－受理报检－办理通关－实施检验检疫－放行。

（1）法定检验检疫入境货物的货主或其代理人首先向卸货口岸或到达站的出入境检验检疫机构申请报检。

（2）提供有关的资料。

（3）检验检疫机构受理报检，审核有关资料，符合要求，受理报检并计收费用转施检部门签署意见，计收费。

（4）对来自疫区的可能传播传染病、动植物疫情的入境货物、交通工具或运输包装实施必要的检疫、消毒、卫生除害处理后，签发入境货物通关单（入境废物、活动物等除外），供报检人办理海关的通关手续。

（5）货物通关后，入境货物的货主或其代理人需在检验检疫机构规定的时间和地点，到指定的检验检疫机构联系对货物实施检验检疫。

（6）经检验检疫合格的入境货物签发入境货物检验检疫证明放行，经检验检疫不合格的货物签发检验检疫处理通知书，需要索赔的签发检验检疫证书。

2. 对于入境的废物和活动物等特殊货物，按规定，要先进行部分或全部项目的检验检疫，合格以后才签发入境货物通关单。

3. 最终目的地不在进境检验检疫管辖区内的货物，可以在货物通关后，调往目的地进

行检验检疫。

(二)出境货物检验检疫

出境货物的检验检疫工作程序:报检－受理报检－检验检疫部门对货物实施检验检疫－检验检疫机构进行合格评定。

对于合格的,有两种情形:

1.如果货物的产地和报关地是同一个地方,那么就开具出境货物通关单。

2.如果货物的产地和报关地不一致,则开具出境货物换证凭单或出境货物换证凭条,由报关地检验检疫机构换发出境货物通关单。

◆换证凭条和换证凭单都是出境货物报检的凭证,都是报检地与出境地不同的情况下在出境地商检局换取通关单的凭证。

◆换证凭条是电子转单的凭证,也就是在报检地通过报检后有关数据就会传送到出境地的商检局,企业只需凭换证凭条上的转单号或者换证凭条的传真件就可以到出境地商检局换取正本通关单。换证凭单可以一次报检,分批核销,也就是说可以一次装货物进行检验后,分批出口,但是必须带换证凭单正本到出境地商检局核销并换取通关单。

◆两者比较:换证凭单速度慢,需要正本,但可以一次报检分批核销;换证凭条速度快,无须正本,货物一批一证。换证凭条,有效期是 2 个月;换证凭单,有效期是 1 年。

出境货物换证凭条

转单号	＊＊＊		报检号	＊＊＊
报检单位	＊＊＊＊中钨在线科技有限公司			
合同号	＊＊＊		HS 编码	＊＊＊
数(重)量	42000 千克	包装件数 4200 纸箱	金额	63420 美元
评定意见:　　贵单位报检的该批货物,经我局检验检疫,已合格。请执此单至青岛局本部办理出境验证业务。本单有效期截止于 2011 年 05 月 30 日。				
＊＊＊＊局本部 2011 年 05 月 10 日				

中华人民共和国出入境检验检疫

出境货物报检单

类别：   *编号：

发货人		标记及号码
收货人		
品名		
H.S.编码		
报检数/重量		
包装种类及数量		
申报总值		

产地		生产单位（注册号）	
生产日期		生产批号	
包装性能检验结果单号		合同/信用证号	
		运输工具名称及号码	
输往国家或地区		集装箱规格及数量	
发货日期		检验依据	

检验检疫结果	

本单有效期	截止于 年 月 日
备注	

分批出境核销栏	日期	出境数/重量	结存数/重量	核销人	日期	出境数/重量	结存数/重量	核销人

说明：1.货物出境时，经口岸检验检疫机关查验货证相符，且符合检验检疫要求的予以签发通关单或换发检验检疫证书；2.本单不作为国内贸易的品质或其他证明；3.涂改无效。

【例1】烟台的 A 公司出口一批牛肉，A 公司在烟台出口货物，报检的工作程序是：

1.向烟台的检验检疫机构申请报检。

2.烟台的检验检疫机构受理报检。

3.计收费用。

4.实施检验检疫。

5.检验合格后，烟台检验检疫机构开具出境货物通关单。

6.A 公司凭出境货物通关单报关。

7.放行。

【例2】烟台的一家工厂，货物从青岛口岸出口，前面的 4 个步骤是一样的。

1.向烟台的检验检疫机构申请检验检疫。

2.烟台的检验检疫机构受理检疫。

3.计收费用。

4.实施检验检疫。

5.检验合格后，烟台检验检疫机构开出的不是出境货物通关单，而是出境货物换证凭单或出境货物换证凭条。

6.这批货物从烟台运到青岛后，企业凭着烟台检验检疫机构开出的出境货物换证凭单或出境货物换证凭条到青岛检验检疫机构换取出境货物通关单。

7.凭着青岛检验检疫机构开出的出境货物通关单以及其他单证向海关报关，履行完有关的手续后，海关放行。

出境货物检验检疫工作程序，简单地说就是：

申请报检－受理报检－实施检验检疫－评定合格－签证放行

（三）出入境货物通关单联网核查

出入境检验检疫机构对法检商品签发通关单，实时将通关单电子数据传输至海关，海关凭以验放法检商品，办结海关手续后将通关单使用情况反馈检验检疫机构。

（四）出入境货物检验检疫直通放行制度

直通放行包括进口直通放行和出口直通放行。

进口直通放行是指对符合条件的进口货物，口岸检验机构不实施检验检疫，货物直接运至目的地，由目的地检验检疫机构实施检验检疫的放行方式。

出口直通放行是指对符合条件的出口货物，经产地检验检疫机构检验合格后，企业可凭产地检验检疫机构签发的通关单在报关地海关直接办理通关手续的放行方式。

二、出入境集装箱、交通工具、人员的检验检疫工作程序

（一）出入境集装箱的报检

1.入境集装箱的报检

(1)入境集装箱的报检人应在办理报关前，向入境口岸检验检疫机构报检(指空的集装箱，或者集装箱装的是非法检货物)。

(2)对于装载法定检验检疫货物的入境集装箱，与入境货物一起报检，一起签证放行。

2.出境集装箱的报检。

(1)出境集装箱的报检人应在装货前向所在地检验检疫机构报检(空的集装箱)。

(2)对于装载出境货物的集装箱,口岸检验检疫机构凭启运地检验检疫机构出具的检疫证单验证放行。

(3)对于在出境口岸拼装货物的集装箱,由出境口岸检验检疫机构实施检验检疫。

三、出入境快件检验检疫工作程序

快件运营人按有关规定向检验检疫机构办理报检手续,凭检验检疫机构签发的通关单向海关办理报关。

入境快件到海关监管区时,快件运营人应及时向所在地检验检疫机构办理报检手续。

出境快件在其运输工具离境 4 小时前,快件运营人应向离境口岸检验检疫机构办理报检手续。

四、出入境邮寄物检验检疫工作程序

出入境法定检验检疫范围邮寄物的寄件人或代理人在办理邮寄手续时,应向检验检疫部门申报,经检验检疫有关人员审核单证并实施检验检疫后,方可邮寄。

入境邮寄物经检验检疫或检疫处理合格的,在邮寄物上加盖检验检疫印章,予以放行。不合格的,作退回或销毁处理。

出境邮寄物经检疫处理合格的,根据检疫要求,出具相关检疫证书;不合格的,出具检疫处理通知书,不准邮寄出境。

五、出入境交通工具和人员检验检疫工作程序

入境的交通工具和人员,必须在口岸检验检疫指定的地点接受检疫。除引航员外,未经检验检疫许可,任何人不准上下交通工具,不准装卸行李、货物、邮包等物品。

出境的交通工具和人员必须在最后离开的国境口岸接受检疫。

小结

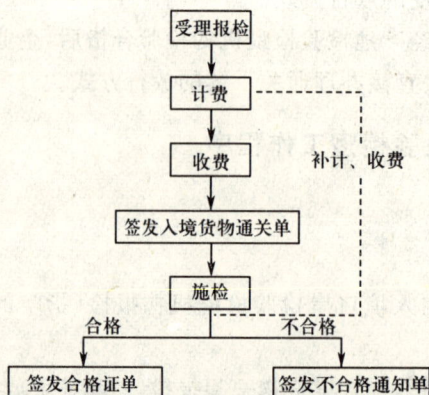

入境货物检验检疫工作流程图   出境货物检验检疫工作流程图

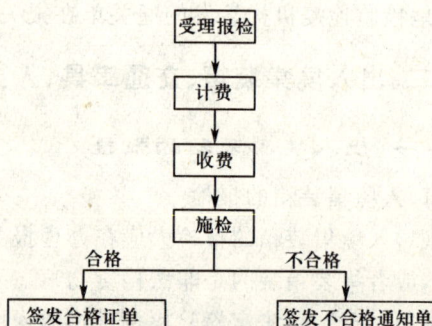

学习知识2 检验检疫签证管理

出具检验检疫证单需要拟稿、复审、缮制、签发几个步骤。

一、一般规定

1.检验检疫机构出具的检验检疫证单(包括原产地证明书和普惠制原产地证明书)由检务部门统一对外签发。

2.检验检疫证单编号必须与报检单编号相一致。同一批货物分批出证的,在原编号后加-1、-2、-3、……以示区别。

中英文签证印章适用于签发证书(含C.O证书)、中外文凭单以及国外关于签证的查询;检验检疫专用印章适用于签发中文凭单以及国内关于签证的查询。

带有"FORM A"字样的中英文签证印章适用于签发普惠制原产地证明书以及国内外关于普惠制原产地证明书的查询。

两页或两页以上的证书,用签证印章加盖骑缝。

3.检验检疫证书一般由一正三副组成,其中一正二副对外签发,一份副本作为留存备案。

4.国外对检验检疫证书有备案、注册要求的,由国家检验检疫局统一办理。

5.检验检疫证单分别由官方兽医、检疫医师、医师、授权签字人签发。向国外官方机构备案的签字人,相关证书须由备案的签字人签发。证单实行手签制度。

二、证书文字和文本

1.检验检疫证书必须严格按照国家检验检疫局制定或批准的格式,分别使用英文中文、中英文合璧签发。如报检人有特殊要求需要使用其他语种签证的,也应予以办理。签发两个语种或多语种证书时,必须中外文合璧缮制。索赔的证书使用中英文合璧签发,根据需要也可使用中文签发。

2.证书一般只签发一份正本。报检人要求两份或两份以上正本的,经审批可以签发,但必须在证书备注栏内声明"本证书是×××号证书正本的重本"。

3.证书的数量、重量栏目中数字的左右应加限制符号"-";证书的证明内容编制结束后,应在下一行中间位置打上结束符号"＊＊＊＊＊＊＊＊＊"。要求或需要加注证明内容以外的有关项目,应加注在证书结束符号以下的备注栏内。

4.用于索赔、结算等的证书应在备注栏内加注检验检疫费用。

三、证单日期和有效期

1.检验检疫证单一般应以检讫日期作为签发日期。

2.出境货物的出运期限及检验检疫证单的有效期:

◆一般货物为60天;

◆植物和植物产品为21天,北方冬季可适当延长至35天;

◆鲜活类货物为14天;

◆交通工具卫生证书用于船舶的有效期为 12 个月,用于飞机、列车的有效期为 6 个月;除鼠/免予除鼠证书为 6 个月。

◆国际旅行健康证明书有效期为 12 个月,预防接种证书的有效时限参照有关标准执行。

◆换证凭单以标明的检验检疫有效期为准。

3.检务部门签发证单,应在出境两个工作日、入境五个工作日内完成,特殊情况除外。

四、更改、补充或重发证单

1.检验检疫证单发出后,报检人提出更改或补充内容的,应填写更改申请单,经检务部门审核批准后,予以办理。

更改、补充涉及检验检疫内容的,须经施检部门核准。品名、数(重)量、检验检疫结果、包装、发货人、收货人等重要项目更改后与合同、信用证不符的,或者更改后与输出、输入国法律法规规定不符的,均不能更改。

2.申请重发证单的,应收回原证单,不能退回的,要求申请人书面说明理由,经法定代表人签字、加盖公章,并在指定的报纸上声明作废,经检务部门负责人审批后,可重新签发。

3.更改、补充或重发的证单沿用原证编号,更改证书(REVISION)在原证编号前加"R",补充证书(SUPLICATE)在原证编号前加"S",重发证书(DUPLICATE)在原证编号前加"D";并根据情况在证书上加注"本证书/单系×××号证书的更正/补充"或"本证书/单系×××号证书的重本,原发×××号证书/单作废。"

五、并批和分批证单的签发

1.并批出境的货物,由施检部门核准并批后,检务部门办理通关、出证手续。

2.分批出境的货物,经施检部门核准分批,在"出境货物换证凭单"正本上核销本批出境货物的数量并留下影印件备案,检务部门办理分批通关、出证手续。换证凭单正本由检务部门退回报检人,整批货物全部出境后收回换证凭单正本存档。

六、代签和汇总出证

1.应申请人要求,口岸检验检疫机构经原签证机构书面委托,可对原证书的内容进行更改或补充。

2.入境货物一批到货分拨数地的,由口岸检验检疫机构出证。因特殊情况不能在口岸进行整批检验检疫的,可办理异地检验检疫手续,由口岸检验检疫机构汇总有关检验检疫机构出具的检验检疫结果出证;口岸无到货的,由到货最多地的检验检疫机构汇总出证,如需口岸检验检疫机构出证的,应由该口岸检验检疫机构负责组织落实检验检疫和出证工作。

3.入境货物发生品质、重量或残损等问题,应根据致损原因、责任的对象不同,分别出证。因多种原因造成综合损失的变质、短重或残损可以汇总出证,但应具体列明不同的致损原因。

七、证稿的核签

1. 检验检疫证稿应符合有关法律法规和国际贸易通行做法，用词准确，文字通顺，符合逻辑，并应按规定的证稿规范拟制。涉及品质检验的证稿应包括抽（采）样情况、检验检疫依据、检验检疫结果、评定意见等四项基本内容。

2. 入境货物经检验检疫合格的，其证稿由施检人员签字，部门主管人员核签。

入境货物经检验检疫不合格，对外索赔的检验检疫证书，其证稿必须由施检部门的负责人审核，几个部门检验检疫的，应进行会签。属于以下情况的，应由施检部门负责人召集相关人员进行讨论并报分管局长核定：

(1)案情复杂、索赔数额较大或损失较大的；

(2)其他机构检验或收用货单位自行验收其结果与检验检疫机构的检验检疫结果相差较大的；

(3)办理异地检验检疫汇总出证，汇总签证机构需要改变原评定意见的；

(4)外商投资财产价值鉴定核定价与报价相差较大的。

3. 出境货物经检验检疫合格的，其证稿由施检人员拟制并签字，部门主管人员核签，经检验检疫不合格的，还需施检部门负责人核签。

4. 现场签证的，经检务部门批准，施检人员直接签发证单，但必须及时补办核签手续。

模块二

出口报检业务操作

学习项目一 1
机电产品出境报检

基础知识

出口机电产品的范围

目前我国出口报检的机电产品主要包括电池和小家电。

1.1 电池

国家对出口电池产品实行备案和汞含量专项检测制度,未经备案或汞含量检测不合格的电池产品不准出口。电池产品的范围是:HS 编码 8506、8507 品目下的所有子目商品(含专用电器具配置的电池)。

出口电池产品必须经过审核,取得进出口电池产品备案书后方可报检。进出口电池产品备案书向所在地检验检疫机构申请。

1.2 小家电

小家电产品指需要外接电源的家庭日常生活使用或类似用途,具有独立功能的并与人身有直接或间接的接触,将电能转化为热能,涉及人身安全、卫生、健康的小型电器产品。具体包括:

编码为 84145110 的功率不超过 125 瓦的吊扇;

84145120 的功率不超过 125 瓦的换气扇;

84145130 的功率不超过 125 瓦的具有旋转导风轮的风扇;

84145191 的输出功率不超过 125 瓦的台扇;

84145192 的输出功率不超过 125 瓦的落地扇;

84145193 的输出功率不超过 125 瓦的壁扇;

84145199 的功率不超过 125 瓦的其他风机、风扇;

84212110 的家用型水的过滤、净化机器及装置;

84213910 的家用型气体过滤、净化机器及装置;

84213991 的静电除尘器;

84221100 的家用型洗碟机;

84248910 的家用型喷射、喷雾机械器具;

85091000 的真空吸尘器；

85092000 的地板打蜡机；

85093000 的厨房废物处理器；

85094000 的食品研磨机、搅拌器及果、菜榨汁器；

85098000 的其他家用电动器具；

85101000 的电动剃须刀；

85102000 的电动毛发推剪；

85103000 的电动脱毛器；

85161000 的电热水器（指电热的快速热水器、储存式热水器、浸入式液体加热器）；

85162100 的电气储存式散热器；

85162990 的电气空间加热器；

85163100 的电吹风机；

85163200 的其他电热理发器具；

85163300 的电热干手器；

85164000 的电熨斗；

85165000 的微波炉；

85166010 的电磁炉；

85166030 的电饭锅；

85166040 的电炒锅；

85166090 的其他电炉、电锅、电热板、加热环等；

85167100 的电咖啡壶或茶壶；

85167200 的电热烤面包器具；

85167900 的未列名电热器具；

90191010 的按摩器具；

95069110 的健康及康复器械等。

知识链接

进出口电池备案

国家规定，进出口电池产品的备案申请人（制造商、进出口商或进口代理人等）在电池产品进口前应当向有关检验检疫机构申请备案；出口电池产品的制造商在电池产品出口前应当向所在地检验检疫机构申请备案。

一、工作程序

主要依据原国家出入境检验检疫局国检检〔2000〕244 号《进出口电池产品汞含量检验监管办法》，由企业提出申请—审核—按规定抽样进行检测—签发电池备案书。

申报要求：备案申请人的法定代表人授权经办人员（具体人名）办理备案的委托授权

书,备案申请人和制造商的企业法人营业执照,制造商对其产品进行汞含量声明,制造商对电池产品的结构、电化学体系(必须提供正、负极化学反应方程式)、品牌、规格型号、产地、外观及标记的文字说明。

提示:如果备案申请的出口电池产品不是备案申请人的自有品牌,则应提供与该品牌所有人签订的授权许可协议。

办理部门:当地检验检疫局(具体需再咨询)

简易流程:

备案申请人:

出口备案由出口电池制造商申请办理。

二、备案申请与提供文件

1.填写备案申请表一式两份。

2.提供下列文件:

(1)法定代表人授权经办人员办理备案的委托授权书;

(2)出口电池产品制造商,进口电池产品的进口商或进口代理商的企业法人营业执照(复印件);

(3)进口电池产品制造商对其产品汞含量符合中国法律法规的声明;

(4)电池制造商对电池产品的结构、电化学体系、品牌、规格型号、产地、外观及标记的文字说明;

(5)检验检疫机构要求提供的其他资料。

三、样品

1.含汞电池产品:出口含汞电池产品由检验检疫机构到制造厂抽样。

2.不含汞电池产品:一般要求提供一个样品。

四、检测申请

地点(需咨询当地检验检疫部门)

五、领证

地点(需咨询当地检验检疫部门)

法律法规

进出口电池产品汞含量检验监管办法
第一章　总　则

第一条　为加强电池产品汞污染的防治工作,保护和改善我国生态环境,根据《中华人民共和国进出口商品检验法》(以下简称《商检法》)及其实施条例和有关规定,制定本办法。

第二条　本办法所称电池产品(含专用电器具配置的电池)系指《商品名称及编码协调制度》(The Harmonized Commodity Description and Coding System)中代码 8506、8507 品目下的所有子目商品。

第三条 国家出入境检验检疫局(以下简称国家检验检疫局)主管全国进出口电池汞含量的检验监管工作,国家检验检疫局设在各地的出入境检验检疫机构(以下简称检验检疫机构)按照本办法分工负责所辖地区进出口电池产品的备案及日常检验监管工作。

第四条 检验检疫机构对进出口电池产品实行备案和汞含量专项检测制度。未经备案或汞含量检测不合格的电池产品,不准进口或出口。

第二章 备案和汞含量检测

第五条 进口电池产品的备案申请人(制造商、进口商或进口代理商等)在电池产品进口前应当向有关检验检疫机构申请备案;出口电池产品的制造商在电池产品出口前应当向所在地检验检疫机构申请备案。

进出口电池产品备案时应提交以下文件并填写"进出口电池产品备案申请表"(以下简称"备案申请表"):

(一)法定代表人授权经办人员办理备案的委托授权书;

(二)进口电池产品的进口商或进口代理商,出口电池产品制造商的企业法人营业执照(复印件);

(三)进口电池产品制造商对其产品汞含量符合中国法律法规的声明;

(四)电池制造商对电池产品的结构、电化学体系、品牌、规格型号、产地、外观及标记的文字说明;

(五)检验检疫机构要求提供的其他资料。

第六条 检验检疫机构受理备案申请后,应对进出口电池产品是否属含汞电池产品进行审核。经审核,对不含汞的电池产品,可直接签发进出口电池产品备案书;对含汞的及必须通过检测才能确定其是否含汞的电池产品,须进行汞含量专项检测。

第七条 汞含量专项检测

(一)检测单位

汞含量专项检测由国家检验检疫局核准实施进出口电池产品汞含量检测的实验室(以下简称"汞含量检测实验室")实施检测。

(二)抽样

1.出口电池产品,由受理备案申请的检验检疫机构到电池产品的制造厂抽样;

2.进口电池产品,由进口备案申请人送样到受理备案申请的检验检疫机构;

送样数量:同一品牌、同一规格型号、同一产地的样品不少于30个。

3.受理备案申请的检验检疫机构随机抽取同一品牌、规格型号、产地的样品10个并施封,填写"抽样/封样/送样清单",其清单正本和抽取的样本由申请人送交"汞含量检测实验室"检测。

(三)样本检测和检测结果的判定

进出口含汞电池产品汞含量检测和检测结果的判定按有关规定和标准执行。

(四)签发有关单证

1.样本经检测合格,由"汞含量检测实验室"出具电池产品汞含量检测合格确认书(以下简称确认书);样本经检测,其中有一个样品的汞含量不合格,则判该品牌、规格型号、产地的电池产量汞含量不合格,由"汞含量检测实验室"签发"电池产品汞含量检测不合格通知单"。

2.受理备案申请的检验检疫机构凭"汞含量检测实验室"出具的确认书(正本)审核并签发含汞电池产品进出口电池产品备案书。

第八条　进出口电池产品备案书有效期为一年。

第三章　进出口检验

第九条　进出口电池产品报检时除按《出入境检验检疫报检规定》办理外,还须提供检验检疫机构签发的进出口电池产品备案书(正本)或其复印件。

第十条　未列入《出入境检验检疫机构实施检验检疫的进出境商品目录》(以下简称《目录》)的不含汞进出口电池产品可凭进出口电池产品备案书(正本)或其复印件申报放行,不实施检验;含汞电池产品按本办法规定实施汞含量检验。

出口含汞电池产品由产地检验检疫机构实施检验,口岸检验检疫机构查验放行;进口含汞电池产品由进境口岸检验检疫机构实施检验。

第十一条　凡列入《目录》的出口电池产品,除按本办法规定实施汞含量项目的检验外,其他项目按有关规定实施检验。

第十二条　检验检疫机构对进出口含汞电池产品的检验内容:

(一)根据进出口电池产品备案书的内容核查品牌、规格型号、产地等是否货证相符。

(二)核查汞含量标注

进口电池产品单体外表必须标注汞含量,出口电池产品可按合同或双方约定的方式标注汞含量。

(三)必要时可抽样送"汞含量检测实验室"进行汞含量抽查检测。

(四)同一品牌、规格型号、产地的电池产品每年必须进行汞含量抽查检测1~2次。

(五)不合格的处理

1.汞含量抽查检测不合格的,由直属检验检疫局吊销其进出口电池产品备案书,并报国家检验检疫局备案;

2.经检验不合格的出口电池产品,不得出口;经检验不合格的进口电池产品,收货人必须将其退运出境。

第四章　附　则

第十三条　进出口电池产品备案书有效期到期前一个月,备案申请人凭进出口电池产品制造商对其产品未曾更改结构、工艺、配方等有关制造条件和对其产品汞含量符合中国法律法规的书面声明到原签发进出口电池产品备案书的检验检疫机构核发下一年度进出口电池产品备案书。

第十四条　违反本办法规定,依据有关法律法规予以处罚。

第十五条　本办法由国家检验检疫局负责解释。

第十六条　本办法自2001年1月1日起施行。2001年7月1日以前未经备案已运抵口岸的进口电池产品,收货人或代表商可出具担保证明,将货物移至检验检疫机构认可的查验仓库,并按本办法的规定补办备案手续,含汞电池产品须进行汞含量的检测;经检验不合格的,按本办法第十二条中的有关规定处理。

操作实务 1

出口电池的报检

一、报检程序

首先应属于《出入境检验检疫机构实施检验检疫的进出口商品目录》中的出口电池，发货人、货主或其代理人持进出口电池产品备案书，填制报检单向所在地出入境检验检疫机构报检；不在《出入境检验检疫机构实施检验检疫的进出口商品目录》中的不含汞的出口电池产品可凭进出口电池产品备案书正本或复印件申报放行，不实施检验；含汞电池产品实施汞含量和其他项目的检验。经检验合格的签发出境货物换证凭条，货物出口时，发货人、货主或其代理人凭出境货物换证凭条向报关地出入境检验检疫机构报检，申请查验放行，海关凭出入境检验检疫机构签发的出境货物通关单验放。

二、报检时应提供的随附单据

1. 按规定填写出境货物报检单并提供相关外贸单据合同或销售确认书、发票、装箱单等；

2. 出境货物运输包装性能检验结果单（正本）；

3. 进出口电池产品备案书（正本）或其复印件。进出口电池产品备案书有效期为一年。

正本

中华人民共和国国家出入境检验检疫局

进出口电池产品备案书

备　案　号：

申　请　人：

地　　　址：

制　造　商：

地　　　址：

产品名称：

品　　　牌：

型号规格：

产　　　地：

含　汞　量：

上述产品已经我局备案。

有　效　期：　　年　　月　　日　至　　年　　月　　日

（盖章）

操作实务 2

出口小家电产品的报检

一、报检程序

1. 出口小家电产品生产企业实行登记制度

登记时应提交出口小家电生产企业登记表,并提供相应的出口产品质量技术文件,如产品企业标准、国内外认证证书、出口质量许可证书、型式试验报告及其他有关产品获证文件。检验检疫机构对出口小家电产品的企业的质量保证体系进行书面审核和现场验证,重点审查其是否具备必需的安全项目(如抗电强度、接地电池、绝缘电阻、泄漏电流及特定产品特殊项目)的检测仪和相应资格的检测人员。

2. 小家电产品取得型式试验报告

首次登记的企业,由当地的检验检疫机构派员从生产批中随机抽取并封存样品,由企业送至国家质检总局指定的实验室进行型式试验。凡型式试验不合格的产品,一律不准出口。合格产品的型式试验报告有效期为一年,逾期须重新进行型式试验。

二、报检时应提供的随附单据

1. 按规定填写出境货物报检单并提供相关外贸单据:合同或销售确认书、发票、装箱单等。

2. 检验检疫机构签发的产品合格的有效的型式试验报告(正本)。

型式试验报告
(自主开发 C20S05-A)

◆备注(试验次数):□第 1 次　□第 2 次　◆第 3 次　□第 4 次　室温 24℃

抄报部门	□生产部　◆采购部　◆技术开发部　□工程部　◆品管部　□客户：　□其他：						
抄送人员	黄理水/魏仁军/夏国梁						
试验人员	胡继生		审核		批准		
供应商名称	瑞德	接样日期	2008-06-25	测试日期	2008-06-25	抽样方式	新品
规格/型号	C20S05-A	接样人员	王启栋	完成日期	2008-06-26	样品数量	2 台
实验目的	对新产品进行型式试验,验证其质量符合性。						
实验要求	主要按型式试验规范及技术规格书要求进行重点的性能项目试验验证。						
检验依据							

		试验项目及试验结果			
序号	检测项目	检测技术标准要求		检测结果描述	单项判定
不合格项					
检验结果判定	依据上述型式试验与验证项目的最终检测结果,现对此样机本次型式试验的最终试验结果判定为:合格				
备注					

3.列入强制产品认证的还应提供强制认证证书和认证标志。

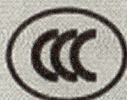

中国国家强制性产品认证证书

证书编号: 2008010903269730

申请人名称及地址

湖南长沙赛科电子科技有限公司
长沙市芙蓉区马王堆迭大一路308号612-616房

商标: Sake

制造商名称及地址

湖南长沙赛科电子科技有限公司
长沙市芙蓉区马王堆迭大一路308号612-616房

生产企业名称及地址

湖南长沙赛科电子科技有限公司
长沙市芙蓉区马王堆迭大一路516号612-616房

产品名称和系列、规格、型号

视频液晶投影机

T6+、T6tv、T6tv+、SK-598、SK-598+、SK-598tv、Q8、Q81、SK-618、SK-618tv、SK-618+、SK-698、SK-698+、SK-698tv、T8、T8tv、T8+、SK-818、SK-818tv、SK-818+、T6: 220VAC 50/60Hz 1.9A

产品标准和技术要求

GB4943-2001 GB9254-1998(Class A) GB17625.1-2003

上述产品符合强制性产品认证实施规则的要求，特发此证.

发证日期: 2008年12月05日

本证书的有效性依据发证机构的定期监督获得保持.

（本证书为变更证书，证书首次颁发日期: 2008年03月25日）

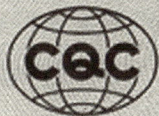

主 任:

中国质量认证中心

中国·北京·南四环西路188号9区 100070
http://www.cqc.com.cn

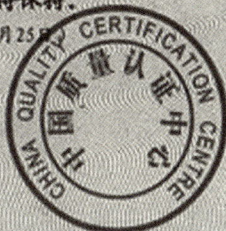

Q 0040315

案例分析

机电产品出口的技术性贸易壁垒

【概要】

我国出口额第一位的机电类产品，由于受发达国家在噪声、电磁污染、节能性、兼容性、安全性等方面的技术标准限制，仅 1992 年就有 80 多亿美元出口产品受到影响。

【案情】

1992 年上海汽轮机厂出口菲律宾的 2 台 30 万千瓦发电机组，因为没有质量体系证书，只得由美国西屋电气公司以每台 28 万美元作为质量担保，才得以销往该国。

由世界百强企业 ABB 公司投资的上海跃进电机有限公司一度出现亏损，为此他们请来了美籍专家管理企业。外国专家到来后强调的第一点就是：产品要在扩大内销的同时进军国际市场；但进军的前提是——企业决不能以破坏人类生存条件来换取利润。因此，全员上下一律按照出口产品的标准来搞技术创新，通过努力将各类电机的噪声指标降低到了世界上发达国家能够接受的 34 分贝。

上海市 ABB 跃进电机有限公司自从有了"绿色护照"（所谓"绿色护照"，就是 ISO 14001 环境管理体系的质量认证。继 ISO9001 的风靡一时之后，现在越来越多的欧洲国家将 ISO14001 质量证书作为工业产品进入本国的先决条件）以来，其生产的各类电机外销产品的比重由 35% 猛增至 60%，产值、利润、人均销售额等多项经济指标迅速跃居国内同行业首位。如今，ABB 跃进的电机产品已经广销欧亚美等大洲。来自马来西亚的财务总监郭志明不无自豪地表示："中国制造的产品进入国际市场的销售通道，这是中国企业加入国际大流通的成功实践。"

上海航空机械厂是个以生产汽车千斤顶为主的中型企业，产品主销美国。他们的产品原来是按日本标准制造的，安全、质量均无问题，而且也已出口多年。但在美国客商提出希望按美国标准生产以增加美国人对产品的安全感后，厂里立即组织人员进行重新设计。当美方日后又提出产品净重最好不要超过 70 磅时，他们意识到这是一个很好的机会，因为低于 70 磅的物品在美国可以邮购，于是他们又及时作出反应，使客户非常满意，主动提高了订购价，订购量也因此而增加，产品顺利地进入了美国邮购市场，年创汇 400 多万美元。

【分析】

随着人们环保意识的加强，各个国家对进口产品的环保要求越来越高。而且从长远来看，环境保护是大势所趋。但是，由于中国的经济、技术水平相对较低，各出口企业的环保意识不够强，使得绿色壁垒成为横亘在中国出口道路上的一道美丽的墙。中国产品出口如果不能突破环境保护这一关，想要获得长远的发展是不可能的。

机电产品的案例又一次使我们看到了国际通行证，尤其是"绿色护照"的重要作用。

上海汽轮机厂没有"绿色护照",出口困难;而 ABB 跃进公司获得"绿色护照",经营活动蒸蒸日上。但我们并不能说,一个企业获得了"绿色护照"就足够了,企业必须要把整个经营过程——从经营理念到生产、运输、销售的各个方面——都置于严格的绿色标准之下。同时,还必须具备快速、及时、准确反应的能力(正如本例中的上海航空机械厂),只有这样才能紧跟国际市场发展趋势,也只有这样才能在国际竞争中立于不败之地。

小结

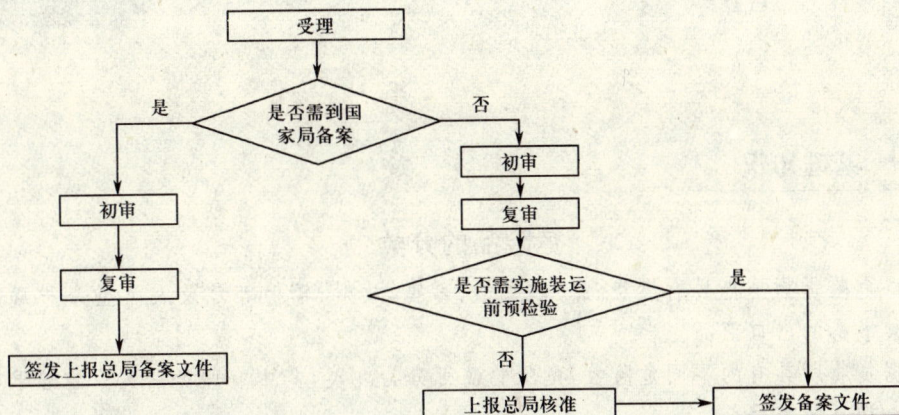

进口旧机电产品审核流程图

学习项目二 2

危险品出境报检

基础知识

危险品的分类

出口危险货物是指具有燃烧、爆炸、腐蚀、毒害、放射、辐射等危及人类生命与财产安全的极其敏感的出口商品。

根据货物所具有的不同危险性,危险物品可分为九类,其中有些类别又分为若干项。

第一类　爆炸品

本类货物系指在外界作用下(如受热、撞击等),能发生剧烈的化学反应,瞬时产生大量的气体和热量,使周围压力急骤上升,发生爆炸,对周围环境造成破坏的物品,也包括无整体爆炸危险,但具有燃烧、抛射及较小爆炸危险,或仅产生热、光、音响或烟雾等一种或几种作用的烟火物品。本类货物按危险性分为五项。

第 1 项　具有整体爆炸危险的物质和物品

第 2 项　具有抛射危险,但无整体爆炸危险的物质和物品

第 3 项　具有燃烧危险和较小爆炸或较小抛射危险,或两者兼有,但无整体爆炸危险的物质和物品

第 4 项　无重大危险的爆炸物质和物品

本项货物危险性较小,万一被点燃或引燃,其危险作用大部分局限在包装件内部,而对包装件外部无重大危险。

第 5 项　非常不敏感的爆炸物质

本项货物性质比较稳定,在着火试验中不会爆炸。

第二类　压缩气体和液化气体

本类货物系指压缩、液化或加压溶解的气体。

第 1 项　易燃气体

第 2 项　不燃气体

本项货物系指无毒、不燃气体,包括助燃气体。

第 3 项　有毒气体

本项货物的毒性指标与第六类毒性指标相同。

第三类 易燃液体

本类货物系指易燃的液体、液体混合物或含有固体物质的液体，但不包括由于其危险特性列入其他类别的液体。其闭杯试验闪点等于或低于61℃，但不同运输方式可确定本运输方式适用的闪点，而不低于45℃。

本类货物按闪点分为三项：

低闪点液体：本项货物系指闭杯试验闪点低于−18℃的液体。

中闪点液体：本项货物系指闭杯试验闪点在−18℃至23℃的液体。

高闪点液体：本项货物系指闭杯试验闪点在23℃至61℃的液体。

第四类 易燃固体、自燃物品和遇湿易燃物品

第1项 易燃固体

本项货物系指燃点低，对热、撞击、摩擦敏感，易被外部火源点燃，燃烧迅速，并可能散发出有毒烟雾或有毒气体的固体，但不包括已列入爆炸品的物质。

第2项 自燃物品

本项货物系指自燃点低，在空气中易于发生氧化反应，放出热量，而自行燃烧的物品。

第3项 遇湿易燃物品

本项货物系指遇水或受潮时，发生剧烈化学反应，放出大量的易燃气体和热量的物品。有些不需明火，即能燃烧或爆炸。

第五类 氧化剂和有机过氧化物

第1项 氧化剂

本项货物系指处于高氧化态，具有强氧化性，易分解并放出氧和热量的物质。包括含有过氧基的有机物，其本身不一定可燃，但能导致可燃物的燃烧，与松软的粉末状可燃物能组成爆炸性混合物，对热、震动或摩擦较敏感。

第2项 有机过氧化物

本项货物系指分子组成中含有过氧基的有机物，其本身易燃易爆，极易分解，对热、震动或摩擦极为敏感。

第六类 毒害品和感染性物品

第1项 毒害品

本项货物系指进入肌体后，累积达一定的量，能与体液和组织发生生物化学作用或生物物理学变化，扰乱或破坏肌体的正常生理功能，引起暂时性或持久性的病理状态，甚至危及生命的物品。

第2项 感染性物品

本项货物系指含有致病的微生物，能引起病态，甚至死亡的物质。

第七类 放射性物品

第八类 腐蚀品

本类货物系指能灼伤人体组织并对金属等物品造成损坏的固体或液体。

第1项 酸性腐蚀品

第2项 碱性腐蚀品

第3项 其他腐蚀品

第九类 杂类

本类货物系指在运输过程中呈现的危险性质不包括在上述八类危险性中的物品。本类货物分为两项。

第1项 磁性物品

本项货物系指航空运输时,其包件表面任何一点距2.1m处的磁场强度H≥0.159 A/m。

第2项 另行规定的物品

本项货物系指具有麻醉、毒害或其他类似性质,能造成飞行机组人员情绪烦燥或不适,以致影响飞行任务的正确执行,危及飞行安全的物品。

操作常识

危险品的报检范围

危险货物涉及安全卫生、健康、环保,它的应用给现代化社会带来了不可缺少的好处,但同时有些危险货物也对人类健康和环境安全造成了严重损害,导致各种事故和疾病的发生,因而引起了人类越来越多的关注。国际社会相继制定规定,对危险货物实施严格的管理。目前,出口危险品的检验主要包括烟花爆竹、打火机和点火枪类商品。

受理出境危险货物报检时,报检要求与出境一般货物的报检要求基本相同。核销出境危险货物包装时,报检人须提供出境货物运输包装性能检验结果单和出境危险货物运输包装使用鉴定结果单。

烟花爆竹

烟花爆竹是我国传统的出口商品,同时烟花爆竹又属易燃易爆的危险品,在生产、储存、装卸、运输各环节极易发生安全事故。烟花爆竹的报检范围是HS编码为360410000的出境烟花爆竹。

为保证其安全运输出口,我国对出口烟花爆竹的生产企业实施登记管理制度,出口烟花爆竹的检验和监管采取产地检验和口岸查验相结合的办法。

知识链接

出口烟花爆竹的生产企业登记管理制度

(一)适用范围

针对出口烟花爆竹的生产企业的产品质量、公共安全和人身安全,各地检验检疫机构对出口烟花爆竹的生产企业实施登记管理制度。

(二)主管部门

国家质检总局统一管理全国出口烟花爆竹的检验和监督管理工作,国家质检总局设在各地的出入境检验检疫机构负责所辖地区出口烟花爆竹的检验和监督管理工作。

(三)申请程序

1. 出口烟花爆竹生产企业登记的条件

(1)具有工商营业执照、税收登记证和公安机关颁发的生产安全许可证;

(2)具有质量手册或质量管理的有关文件;

(3)应当具有完整的生产技术文件;

(4)应当有经过检验检疫机构培训考试合格的检验人员,能按照产品图纸、技术标准和工艺文件进行生产过程中的检验;

(5)应当具有专用成品仓库。仓库应清洁,有通风防潮、防爆措施,库内产品应分类按品牌堆放,隔地、离墙堆码整齐。

2. 申请及审批程序

(1)申请登记的企业应向所在地检验检疫机构正式提交书面登记申请,并提供有关生产、质量、安全等方面的有关资料。

(2)根据生产企业的申请,各直属检验检疫局按规定对申请登记企业进行考核。

(3)对考核合格的企业,由各直属检验检疫局授予专用的登记代码。

(4)经考核不合格的企业,整改后可申请复核,经复核仍不合格,半年后才能重新申请。

(四)监督管理

1. 出口烟花爆竹的检验和监督管理工作采取产地检验与口岸查验相结合的原则。

2. 各地检验检疫机构将已登记的生产企业名称、登记代码等情况及时报国家质检总局备案。出口烟花爆竹的生产企业在申请出口烟花爆竹的检验时,应当向检验检疫机构提交出口烟花爆竹生产企业声明。

3. 凡经检验合格的出口烟花爆竹,由检验检疫机构在其运输包装明显部位加贴验讫标志。

▎ **法律法规** ▎

出口烟花爆竹检验管理办法

第一条 为加强出口烟花爆竹的检验管理工作,保证出口烟花爆竹的质量,保障公共安全和人身安全,促进对外贸易的发展,根据《中华人民共和国进出口商品检验法》及其实施条例,制定本办法。

第二条 国家出入境检验检疫局(以下简称国家检验检疫局)统一管理全国出口烟花爆竹检验和监督管理工作,国家检验检疫局设在各地的出入境检验检疫机构(以下简称各地检验检疫机构)负责所辖地区出口烟花爆竹的检验和监督管理工作。

第三条 出口烟花爆竹的检验和监督管理工作采取产地检验与口岸查验相结合的原则。

第四条　各地检验检疫机构对出口烟花爆竹的生产企业实施登记管理制度。生产企业登记管理的条件与程序按《出口烟花爆竹生产企业登记细则》办理。

各地检验检疫机构将已登记的生产企业名称、登记代码等情况应当及时报国家检验检疫局备案。登记代码标记按照《出口烟花爆竹生产企业登记代码标记编写规定》确定。

第五条　出口烟花爆竹的生产企业应当按照《联合国危险货物建议书规章范本》和有关法律、法规的规定生产、储存出口烟花爆竹。

第六条　出口烟花爆竹的生产企业在申请出口烟花爆竹的检验时,应当向检验检疫机构提交出口烟花爆竹生产企业声明。

第七条　出口烟花爆竹的检验应当严格执行国家法律法规规定的标准,对进口国以及贸易合同高于我国法律法规规定标准的,按其标准进行检验。

第八条　检验检疫机构对首次出口或者原材料、配方发生变化的烟花爆竹应当实施烟火药剂安全稳定性能检测。对长期出口的烟花爆竹产品,每年应当进行不少于一次的烟火药剂安全性能检验。

第九条　盛装出口烟花爆竹的运输包装,应当标有联合国规定的危险货物包装标记和出口烟花爆竹生产企业的登记代码标记。

各地检验检疫机构应当对出口烟花爆竹运输包装进行使用鉴定,以及检查其外包装标识的名称、数量、规格、生产企业登记代码等与实际是否一致。经检查上述内容不一致的,不予放行。

第十条　凡经检验合格的出口烟花爆竹,由检验检疫机构在其运输包装明显部位加贴验讫标志。

第十一条　各口岸与内地检验检疫机构应当密切配合、共同把关,加强出口烟花爆竹检验管理和质量情况等信息交流。

第十二条　各地检验检疫机构每年应当对所辖地区出口烟花爆竹质量情况进行分析并书面报告国家检验检疫局,国家检验检疫局对各地出口烟花爆竹的检验、管理工作和质量情况进行监督抽查。

第十三条　对违反本办法规定的,根据《中华人民共和国进出口商品检验法》及其实施条例的有关规定予以行政处罚。

第十四条　本办法由国家检验检疫局负责解释。

第十五条　本办法自 2000 年 1 月 1 日起实施。

打火机、点火枪类商品

打火机、点火枪类商品是涉及运输及消费者人身安全的危险品,美国、加拿大及欧盟等国家和地区已陆续对该类产品强制性地执行国际安全质量标准。我国是打火机、点火枪类商品生产和出口大国,近年来,我国出口该类商品因质量不符合国际标准被进口国查禁、销毁、退货的情况时有发生,甚至出现了在出口运输过程中爆炸及烧伤儿童的安全质量事故,直接影响了我国产品的信誉和出口。为提高我国该类出口商品的质量,促进贸易发展,保障运输及消费者人身安全,我国自 2001 年 6 月 1 日起,对出口打火机、点火枪类商品实施法定检验。

打火机、点火枪类商品的报检范围包括 HS 编码为 96131000 的一次性袖珍气体打火机、96132000 的可充气袖珍气体打火机、96133000 的台式打火机、96138000 的其他类型打火机(包括点火枪)等。

知识链接

出口打火机、点火枪类商品的生产企业登记

(一)登记条件

1.具有工商营业执照、税收登记和公安机关颁发的安全许可证。

2.具有质量手册或质量管理的有关文件。

3.具有完整的生产技术文件。

4.具有专用成品仓库。

(二)申请及审批程序

1.申请登记的企业应向所在地检验检疫机构正式提交书面登记申请,并提供有关生产、质量、安全等方面的资料以及出口打火机、点火枪类商品生产企业自我声明。

2.根据生产企业的申请,由各直属检验检疫局的登记考核小组对申请登记企业进行考核。

3.对考核合格的企业,由直属局颁发出口打火机、点火枪类商品生产企业登记证和专用的登记代码。

4.经考核不合格的企业,整改后可申请复核,经复核仍不合格的企业,半年后才能重新申请。

操作实务

烟花爆竹的报检

(一)报检要求

1.出口烟花爆竹的生产企业应向所在地的检验检疫机构正式提交登记申请。生产烟花爆竹的企业应当按照《联合国危险货物建议书规章范本》和有关法律、法规的规定生产、储存出口烟花爆竹。

2.出口烟花爆竹的检验应当严格执行国家法律、法规规定的标准,对进口国以及贸易合同高于我国法律、法规规定标准的,按其标准检验。检验检疫机构对首次出口或者原材料、配方发生变化的烟花爆竹应当实施烟火药剂安全稳定性能检测。对长期出口的烟花爆竹产品每年应当进行不少于一次的烟火药剂安全稳定性能检测。

3.检验检疫机构对异地出口烟花爆竹的检验和监管采用产地检验与口岸查验相结合的办法,凡非本地直接出口的且以集装箱运往口岸出口的烟花爆竹,凭产地检验检疫机构签发的出境货物换证凭单,到口岸检验检疫机构换领出境货物通关单。

4.对在产地直接报关出口的烟花爆竹,产地检验检疫机构签发出境货物通关单。

5.盛装出口烟花爆竹的运输包装,应当标有联合国规定的危险货物包装标记和出口烟花爆竹生产企业的登记代码标记。凡经检验合格的出口烟花爆竹,由检验检疫机构在其运输包装明显部位加贴验讫标志。

(二)报检应提供的单据

除按规定填写出境货物报检单,并提供外贸合同或销售确认书或信用证(以信用证方式结汇时提供)、发票、装箱单等有关外贸单据外,还应提供如下相应单证:

1.出境货物运输包装性能检验结果单。

中华人民共和国出入境检验检疫

出境货物运输包装性能检验结果单

* 编号:

申请人							
包装容器 名称及规格				包装容器 标记及批号			
包装容器数量			生产日期	自　年　月至　年　月　日			
拟装货物名称				状态		比重	
检 验 依 据				拟装货物类别 (画"×")	□危险货物 □一般货物		
				联合国编号			
				运输方式			
检 验 结 果							
包装使用人							
本单有效期	截止于　年　月　日						

分批使用核销栏	日期	使用数量	结余数量	核销人	日期	使用数量	结余数量	核销人

说明:1.当合同或信用证要求包装检验证书时,可凭本结果单向出境所在地检验检疫机关申请检验证书。

2.包装容器使用人向检验检疫机关申请包装使用鉴定时,须将本结果单交检验检疫机关核实。

2.出境危险货物运输包装使用鉴定结果单。

出境危险货物运输包装使用鉴定结果单

编号：

申请人			
使用人			
包装容器名称及规格		包装容器标记及批号	
货物包装性能			
包装容器性能检验结果单号			
运输方式			
危险货物名称		危险货物类别	
		联合国编号	
危险货物状态		危险货物密度	
报检包件数量		单件容积 /	单件毛重
危险货物灌装日期		单件净重	
检验依据	《国际海运危险货物规则》《＊＊＊》		
鉴定结果	上述危险货物所使用的包装容器,经抽样鉴定,其适用性及使用方法符合《国际海运危险货物规则》、《＊＊＊》的要求。　　　　　　　　　　　　　日期：　年　月　日		
评定意见	合格　　检验员	授权签字人	
本结果单有效期	截至于　年　月　日		
备注：			

3.出口烟花爆竹生产企业声明,对出口烟花爆竹的质量和安全作出承诺。

4.出口规格为6英寸及以上的礼花弹,提供检验检疫机构出具的分类定级试验报告和12米跌落试验合格报告。

(三)烟花爆竹的报检程序

烟花爆竹属法定检验的出口货物,出境货物的检验检疫工作程序是申报后经检验检疫合格后通关,即出口生产企业、发货人或其代理人向检验检疫机构报检,检验检疫机构受理报检和计收费后,经检验检疫合格后出具出境货物通关单。对产地和报关地不一致的出境货物出具出境货物换证凭单,由报关地检验检疫机构换发出境货物通关单,检验检

61

疫不合格的出具出境货物不合格通知单,出口到某些国家和地区或客户有要求的还应出具相应的检验检疫品质证书。

1.报检时间和地点

出口生产企业、发货人或其代理人应于报关或装运前 7 天向生产企业所在地的检验检疫机构报检。

2.工作程序

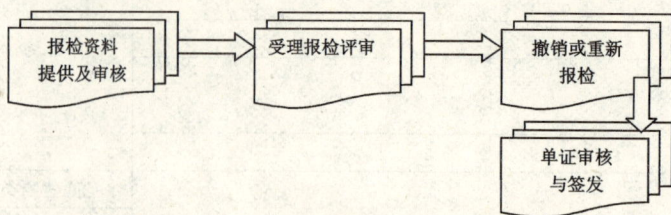

3.报检要求

(1)报检人应具备报检资格。

(2)报检资料应齐全、完整和清晰。

(3)审核上述报检资料签字、印章、有效期、签署日期和表述内容等,确认其是否真实有效。对出境货物换证凭单应核验正本;对出具出境货物换证凭条的,应核对出境货物换证凭单电子版。

(4)审核出境货物报检单、合同等单证的内容是否一致,报检单填写是否符合规定要求。

(5)超过检验检疫有效期的,应重新报检。

实务操作提示

◆报检资料审核应注意:报检单应填写完整准确,提供的合同信用证应清晰并了解合同信用证的有关条款,厂检单内容应完整规范、加盖公章和检验员签字;涉及安全卫生检验项目的产品,报检时应提供测试合格的报告;审核型式试验或专项检测报告的项目及有效期限;是否附包装性能检验结果单或出境货物木质包装除害处理合格凭证。

◆有下列情况之一的应重新报检:

1.超过检验检疫有效期限的;

2.变更输入国家或地区,并有不同检验检疫要求的;

3.改换包装或重新拼装的;

4.已撤销报检的。

操作实务2

打火机、点火枪类商品的报检

(一)报检要求

1.检验检疫机构对出口打火机、点火枪类商品的生产企业实施登记管理制度。出口打火机、点火枪类商品的生产企业应向所在地的检验检疫机构提交登记申请。经审查合格的企业,由检验检疫机构颁发出口打火机、点火枪类商品生产企业登记证和专用的登记代码和批次号。

2.企业应当按照《联合国危险货物建议书规章范本》和有关法律法规的规定生产、包装、储存出口打火机、点火枪类商品。

3.出口打火机、点火枪类商品检验应当严格执行国家法律法规规定的标准,对进口国高于我国法律法规规定标准的,按进口国标准进行检验。对于我国与进口国政府间有危险品检验备忘录或协议的,应符合备忘录或协议的要求。

4.出口打火机、点火枪类商品上应铸有检验检疫机构颁发的登记代码,其外包装须印有登记代码和批次,在外包装的明显部位要贴有检验检疫机构的验讫标志,否则不予放行。

5.打火机、点火枪类商品的检验监管坚持型式试验和常规检验相结合的原则。在打火机、点火枪类商品首次出口或其原材料、生产工艺发生变化时,必须进行打火机全项型式试验,全项型式试验必须由国家质检总局指定的检测实验室进行。检验检疫机构根据型式试验合格报告进行常规检验。

6.对出口打火机、点火枪类商品严格实施批批检验及其包装的性能检验和使用鉴定工作。

7.口岸检验检疫机构要加强对出口打火机、点火枪类商品的口岸查验工作,对经查验不合格的出口打火机、点火枪类商品出具出境货物不合格通知单,通知产地检验检疫机构,并要求出口商立即将货物退原产地检验检疫机构处理。

(二)报检应提供的单据

除按规定填写出境货物报检单,并提供外贸合同或销售确认书或信用证(以信用证方式结汇时提供)、发票、装箱单等有关外贸单据外,还应提供如下相应单证:

1.出口打火机、点火枪类商品生产企业自我声明;

2.出口打火机、点火枪类商品生产企业登记证;

3.出口打火机、点火枪类商品的型式试验报告;

4.出境货物运输包装性能检验结果单;

5.出境危险货物运输包装使用鉴定结果单。

小结

本项目主要讲述危险品出境报检的相关知识。要求掌握危险品的分类及报检范围、出口危险品的报检要求、报检程序和所需提供的单据等,熟知出口危险品的生产企业的登记制度以及出口检验管理办法的相关规定。

学习项目三

出口食品的报检

3

出口食品企业卫生注册登记

申请卫生注册登记的出口食品生产企业,应当按照《出口食品生产企业卫生要求》建立卫生质量体系。出口食品生产企业卫生质量体系至少应包括卫生要求规定的 11 项基本内容。

◆ 卫生质量方针和目标;
◆ 组织机构及其职责;
◆ 生产、质量管理人员的要求;
◆ 环境卫生的要求;
◆ 车间及设施卫生的要求;
◆ 原料、辅料卫生的要求;
◆ 生产、加工卫生的要求;
◆ 包装、储存、运输卫生的要求;
◆ 有毒有害物品的控制;
◆ 检验的要求;
◆ 保证卫生质量体系有效运行的要求。

知识链接

注册产品目录

分类号	产品类别
Z01	罐头类
Z02	水产品类(不包括活品和晾晒品)
Z03	肉及肉制品

（续表）

分类号	产品类别
Z04	茶叶类
Z05	肠衣类
Z06	蜂产品类（不包括蜂蜡）
Z07	蛋制品类（不包括鲜蛋）
Z08	速冻果蔬类、脱水果蔬类（不包括晾晒品）
Z09	糖类（指蔗糖、甜菜糖）
Z10	乳及乳制品类
Z11	饮料类（包括固体饮料）
Z12	酒类
Z13	花生、干果、坚果制品类（不包括炒制品）
Z14	果脯类
Z15	粮食制品及面、糖制品类
Z16	食用油脂类
Z17	调味品类（不包括天然的香辛干料及粉料）
Z18	速冻方便食品类
Z19	功能食品类
Z20	食品添加剂类（专指食用明胶）

基础知识 2

出口食品包装容器、包装材料的管理

1. 出口食品包装原则上由生产企业所在地检验检疫机构负责实施检验和监督管理。

2. 出口食品包装的生产原料（包括助剂等）及产品都须符合相应的安全卫生技术法规强制性要求。不得使用不符合安全卫生要求或有毒有害材料加工生产与食品直接接触的包装。首次用于加工出口包装的原辅材料，包括印油助剂等应经检测合格并向所属检验检疫机构办理备案。

3. 食品包装及材料的生产企业在提供出口食品包装及材料给出口食品生产企业前应到所在地检验检疫机构申请对该出口食品包装的检验检疫，生产企业在申报时应注明出口国别，经检验检疫合格的由施检的检验检疫机构出具出入境食品包装及材料检验检疫结果单，证单有效期为一年。

4. 未经检验检疫机构检验检疫或经检验检疫不合格的食品包装不得用于包装、盛放出口食品。

5. 出口食品生产企业在生产出口食品时应使用经检验检疫机构检验合格的食品包装及材料。出口食品报检时需提供检验检疫机构出具的出入境食品包装及材料检验检疫结果单。

6. 检验检疫人员在实施出口食品检验检疫时，应该核查食品包装货证是否相符，并核销包装数量。

65

知识链接

中华人民共和国出入境检验检疫

出入境食品包装及材料检验检疫结果单

编号＿＿＿＿＿＿＿

申请人				
包装/材料 名称及规格		包装容器 标记及批号	
包装/材料数量		生产日期	自　年　月　日至　年　月　日
拟装食品名称		状态	比重
检验依据		输出国家或地区	
		运输方式	
检验检疫结果	签字：　　　　日期：　年　月　日		
包装/材料使用人			
本单有效期	截止于　年　月　日		

分批出境核销栏	日期	使用数量	结余数量	核销人	日期	使用数量	结余数量	核销人

说明：1.当合同或信用证要求包装检验证书时，可凭本结果单向出境所在地检验检疫机关申请检验证书。

2.包装容器使用人向检验检疫机关申请包装使用鉴定时，须将本结果单交检验检疫机关核实。

操作实务 1

出口食品报检

一、报检要求与流程

1.食品生产企业须首先获得卫生注册登记资格,方可生产、加工、存储出口食品。

2.生产过程中需使用食品添加剂的出口食品生产企业,需在使用前办理出口食品添加剂使用备案书。

3.出口普通预包装食品,其生产企业/经销商可直接在产品生产企业所在辖区检验检疫机构报检,无报检资格的单位可委托持有有效代理报检单位注册登记证书的代理报检单位报检。对首次出口的食品,报检人需提供企业卫生注册证书、货物发票、贸易合同/信用证、装箱清单、产品合格厂检单、禽肉制品原料的检验检疫合格证明(必要时)、标签审核申请表、标签样张(3 份)、原标签及外文翻译件(各 3 份)、反映产品特定属性的证明等材料,接受检验检疫并办理标签审核检验备案。检验检疫合格后由受理报检的分支局签发出境货物通关单/出境货物换证凭单以及相关证书。出口食品标签审核检验不强制要求预先审核,标签审核检验可以和货物检验检疫同时进行,报检人应最迟在报检时向辖区检验检疫局提交标签审核申请表,经检验合格后由辖区局实施备案管理。

对非首次出口的食品,报检人需提供企业卫生注册证书,货物发票,贸易合同/信用证,装箱清单,产品合格厂检单,进出口食品、化妆品标签备案证明,禽肉制品原料的检验检疫合格证明(必要时),检验检疫合格后由受理报检的分支局签发出境货物通关单/出境货物换证凭单以及相关证书。

4.出口特殊食品及其原料,生产企业须在办理报检手续之前办理进出口特殊食品预审证明。报检时需提供进出口特殊食品预审证明、货物发票、贸易合同/信用证、装箱清单、产品合格厂检单、禽肉制品原料的检验检疫合格证明(必要时)等资料。经检验检疫合格后,由受理报检的分支局签发出境货物通关单/出境货物换证凭单以及相关证书。

二、出口食品报检时所需材料

1.报检单(盖企业章)。

2.合同、信用证(如果有)、发票、装箱单、委托书。

3.出境植物及产品协检结果单(盖企业章)。

4.出境植物及产品协检结果单附页(盖企业章)。

5.检验检疫标志材料:

(1)出境食品检验检疫标志监督加施记录。

(2)外包装(外箱)照片(或图片),显示外包装上生产企业名称、卫生注册登记号、产品品名、生产批号和生产日期,及加施检验检疫标志的情况。

6.原料溯源证明或采购证明(要随附基地备案证书或其他证明材料)。

7.出口食品中添加剂/辅料使用情况申报表(如果使用了添加剂、辅料或其他化学品)。

8.食品标签材料。预包装食品标签已有审核证书的要提供复印件,无审核证书的要提供食品标签样张(可以是原件、复印件或照片)、翻译件。

9.企业集装箱检验检疫声明。

10.包装性能结果单(外包装及与食品直接接触的内包装)。

三、出口食品检验检疫监管

1.检验检疫方式

(1)根据出口食品的特性、质量状况、风险等级、批量大小和企业的质量管理水平以及我国与进口国家或地区的不同要求等情况,采取分类管理。出口食品分类管理基本原则由广东局制定。

(2)有下列情况之一者,检验检疫机构须将其列为重点检验监督管理对象,采取批批检验的检验检疫方式:

法律法规或国家质检总局规定列为重点检验监督管理的;被国内外风险预警通报的;进口国家或地区明确要求检验检疫机构出具卫生证书的;对外约定由检验检疫机构出具卫生证书的;新投入生产或因故停产(包括季节性生产)恢复生产的;产品安全卫生质量不符合相关要求或标准的;产品质量出现异常波动的;其他认为必要的。

2.现场检验检疫

(1)各分支局应及时做好出口检验检疫前的准备工作,按有关规定及要求进行现场查验和抽样,并做好检验检疫工作记录。记录必须内容真实,结果准确,字迹清楚。各种记录应随检验检疫档案保存。

(2)现场查验内容主要包括食品感官性状、食品包装、食品标签、食品数重量、存放场所、运输工具或集装箱,以及该批报检食品相关生产和检验记录等的监督查验。

(3)抽检应根据产品不同种类、品种、包装形式和检验要求进行,原则上应符合《食品卫生检验方法 理化部分 总则》(GB/T 5009.1—2003)和《食品卫生微生物学检验 总则》(GB 4789.1—2003)的样品要求以及各专项进出口检验规程标准要求,抽样数量应当保证检验、复验、备查等使用需要。需送实验室检验的应在规定时间送抵实验室。需进行微生物项目检测的,应严格按无菌操作抽样,防止样品被污染。

(4)抽样应开具抽/采样凭证,并注明报检号、报检单位、样品名称、数重量、抽样日期等,抽样人与货主或其代理人双方签字,并加盖检验检疫公章。

3.口岸查验

(1)口岸局按照国家质检总局《出境货物口岸查验规定》及有关要求实施报检查证或验证。

（2）对口岸查证或验证查验合格的,口岸局凭产地局签发的出境货物换证凭单换发通关单;不合格的,不准出口。

（3）实施现场查验的,必须按有关要求填写查验记录。

（4）口岸局发现问题,应当及时与产地局联系、处理。

4.对装运出口易腐烂变质的食品、冷冻品的集装箱、船舱、飞机、车辆等运载工具,应进行装运前清洁、卫生、冷藏、密固等适载检验,经检验合格的,方可装运。

5.需加施检验检疫标志或封识的,按国家质检总局《出入境检验检疫标志管理办法》和《出入境检验检疫封识管理办法》及相关文件执行。

6.对易发生换货调包的出口敏感食品,可采取出口监装措施。

7.实验室检验检疫。要按照有关规定、标准及要求,综合相关情况确定检测项目。检测项目除以安全卫生项目为主外,还要根据食品标签的标示内容以及进口国或地区的有关要求、根据对外贸易合同和信用证的要求,对出口食品进行有针对性的检测,以确保食品质量。出口季节性食品(是指在某一固定季节生产、销售和消费的食品,包括雪糕冷饮、月饼和腊肉腊肠等)的检验检疫还须根据相应季节性食品的卫生安全风险评估及时增加相应项目的检测。微生物检测项目除法律仲裁需要外,一般情况不予以复检。

8.出口食品重点检测项目应由广东局组织专家对出口食品安全卫生质量评价的依据及重点检测项目进行评估后确定。

9.经检验或查验,发现涉及安全卫生项目不合格的食品,不得出口,并应详细记录食品生产批号,防止再次报检出口;其他不涉及安全卫生项目不合格的,可在检验检疫机构监督下进行技术处理,经重新检验合格的方准出口;不能进行技术处理的或返工处理后复检不合格的,不准出口。

操作实务 2

证单拟制与签发

1.证单稿拟签。检验检疫后,施检人员应根据有关结果及时拟制证单稿,证单稿格式、内容等按照有关规定及要求执行。证单稿实行三级审签,即由施检人员拟制相关证单稿,科(处)负责人审核,分管局领导或授权签字人签发。

2.检务部门对证单稿进行复审、制证、校对后,由相关授权签字人签字后盖章发证。

3.出运限期。经检验检疫合格并签发出境货物通关单的出口食品须在规定期限内报运出境;超过期限者,须重新报检,并交回原签发通关单;如未超过检验结果有效期,则可予延期处理,但最长不得超过检验结果有效期。

4.证单更改。各分支局签发的各种证单,报检人员有正当理由需要更改或者增加内容时,必须向原签证分支局申请,并随附原签发的全部证单,经审核同意后,由原签证分支局予以更正或者换发有关证单。

📖 案例分析

2008年1月天津口岸对日本出口食品下降
"毒饺子"事件引发食品安全信任危机

日本为天津口岸食品出口的第二大市场,仅次于欧盟。据海关统计,2008年1月天津口岸出口日本的食品(加工食品,简称食品,HS:16—21)1.8万吨,价值3216万美元,比去年同期(下同)分别下降19%和12.7%,比去年12月份分别下降16.8%和14%。

一、2008年1月天津口岸食品出口日本的主要特点

(一)一般贸易出口为主。2008年1月天津口岸一般贸易出口日本食品1.1万吨,下降16.2%,占同期天津口岸对日本加工食品出口总量的61.1%。

(二)外商投资企业出口占主导。2008年1月天津口岸外商投资企业对日本出口食品1万吨,下降24.3%,占同期天津口岸对日本食品出口总量的55.6%。

(三)饺子出口下降初见端倪。2008年1月天津口岸对日本出口饺子196.2吨,下降15.9%。

二、近期天津口岸对日食品出口下降的主要原因

(一)受"肯定列表制度"影响,输日产品成本大幅增加,价格优势明显削弱。自2006年5月29日,日本厚生省正式实施"肯定列表制度",并在去年3月发布了《2007年度进口食品监视指导计划》,进一步加强对进口食品质量的监控以来,我国农产品、食品出口频频受阻。"肯定列表制度"涉及的管理范围广、标准严,其残留限量新标准中仅"暂定标准"就有50000多项,而我国目前的限量标准仅涉及农业化学品200余种,限量指标不到3000条,差距明显。同时,我国制定的许多标准与日本的标准无法对应,而能够对应的标准中,日本有25%的标准严于我国标准,而严于我国标准的部分所限制的,均是我国输日的大宗商品,如水产类、坚果类、蔬菜类、糖类植物和油料作物等。此外,"肯定列表制度"给日本监管部门在口岸通关及市场监管方面留出了很大的随意性空间,有可能对来自不同国家的进口产品检验采取区别对待的政策,从而对国际贸易构成潜在的歧视性威胁。我国检验检疫机构出具卫生证书的商品,日方还要抽查检验,检验周期加长,导致通关速度减慢,影响客户的收货周期;残留控制和残留检测所发生的费用,也使我国输日产品成本大幅增加,进而降低我国产品的竞争力。

(二)受食品安全问题频发影响,整个食品产业遭受重创。2007年以来国内外关于提高食品质量安全问题的呼声越来越高,食品质量安全问题已成为国内外焦点,而与此同时我国接连发生的"美国宠物食品三聚氰胺事件"、"多宝鱼药物残留事件"、"大白兔奶糖含甲醛事件"、"水产品扣留事件"等,引起了国外媒体对我国出口食品质量问题大加渲染,贸易摩擦加剧。这不仅影响了我国的企业出口,也影响了我国食品形象。从整体看,从去年8月份我国食品出口传统的三大市场——日本、美国、欧盟,都出现了不同程度的萎缩,大部分食品出口增长速度非常缓慢,部分品种甚至出现负增长;从天津口岸对日加工食品出口情况看,从去年9月份开始出口总量同比均明显下降。

（三）受原材料成本上扬、人民币升值及国内新检疫措施等多重影响,出口食品价格优势减弱。一方面,2007 年由于国内各种商品物价的普遍上涨,以国内采购为主的食品出口企业原材料价格大幅提高,造成生产成本增加,致使利润空间进一步压缩;同时,人民币的持续升值,也极大地削弱了食品行业的低成本优势。与此同时,从去年 9 月 1 日起,我国开始对出口食品实施新的检疫措施,要求所有经当局检疫合格的大米、糖果等 35 类出口食品,必须加贴"CIQ"标志(中国检验检疫机构英文缩写)才能出口,检疫成本的增加与出口时间的拖延使得我国出口食品的贮藏成本上涨,出口食品的价格随之上涨。此外,国际原油价格攀升使商品运往国外的运输成本较以前也有很大提高。多种因素的影响,造成我国食品出口价格不断上涨,在国际市场的低价优势日趋减弱。

三、目前值得关注的问题

（一）"毒饺子"事件引起国际对我国食品安全的广泛关注,触发食品安全信任危机。在我国食品出口严重受阻的情况下,"毒饺子"事件再次让我国食品业"雪上加霜"。2008 年 1 月 30 日,日本某电视台在晚间新闻报道中称,日本千叶、兵库等地区出现儿童由于食用中国的速冻饺子,一时失去意识等现象。在尚未确定是否是食品中混入了有机磷杀虫剂,或是有意行为的情况下,日本部分媒体对该事件进行了夸张报道,引起极大的食品安全恐慌。随后经我国国家品质监督局检查检疫总局调查、日本对中国工厂的亲自考察,均未发现生产上存在安全问题。尽管随后的一系列事实证实了中国食品生产的安全性,但日本各类媒体在未查清实情的情况下进行的先期报道对中国出口食品已造成了无法挽回的经济损失和负面影响。特别是在去年我国开展提高产品安全性专项整治活动后,该事件的发生也导致国际上对我国是否真正提高食品安全标准产生怀疑。据一些企业反映,目前日本客户纷纷致电国内工厂了解该事件的情况,并迫于日本国内市场对中国食品的安全恐慌已计划缩减订单。2008 年,加工食品特别是水饺类产品出口日本的阻力预计将更大。

（二）部分国家故意扩大负面影响,可能导致我国食品国际性出口受阻。受我国产宠物食品、玩具和牙膏等问题产品事件影响,从日本媒体的报道中得知日本消费者在食用我国产速冻饺子出现中毒症状后,美国食品安全当局便开始着手搜集相关信息。与此同时,韩国从 1 月 31 日开始也对从我国进口的水饺进行了食品安全检测,目前均未发现同类情况。根据美国食品和药品管理局(FDA)提供的数据,尽管每年我国出口到美国的食品数额巨大,但被 FDA 拒收的我国食品的比例远远低于丹麦和多米尼加向美国出口食品的比例。我国输美食品中,被美方退回的不合格产品所占比例不到 1%,这一数字低于同期我国拒收的美国食品比例。美国大肆渲染"中国制造"的产品质量问题,显然是夸大了事实。

（三）我国食品安全质量监测体系仍需完善。我国政府历来高度重视产品质量和食品安全,不论是对国内生产销售的食品,还是对出口食品,都有着严格的监管和生产要求。去年 8~12 月经过集中力量,开展了为期四个月的产品质量和食品安全专项整治,取得了明显成效,使一批质量安全突出问题得到有效解决,使质量安全违法行为得到有效遏制,质量安全监管长效机制建设有了较好基础。但与此同时,安全质量监测体系还需要进一步完善,特别是对突发事件的及时反馈和迅速查处能力仍需加强。

四、相关建议

（一）尽快查明事实真相，避免影响扩大化。及时将"毒饺子"事件处理进展情况予以正面报道，并与日本政府沟通澄清不实新闻，为中国食品"正名"。

（二）提高加工过程专业化、一体化程度。加强对产品质量方面的投入，在加工标准方面实现与欧盟、日本方面的检测标准对接，避免如肯定列表制度等限制。

（三）细化质量检测体系，改善我国食品国际形象。在我国企业提高自身产品质量的同时，政府应进一步细化和优化对出口产品的质量管理、检测体系，同时加大宣传力度，改善我国食品的国际形象。

（四）企业加强自我约束，提高行业自律。由于目前海外是凭一类产品的质量问题去限制整个行业的产品，当前国外对我国出口食品的敏感以及食品出口的特殊性使得一些质量没问题的食品常常受到个别有问题的食品影响。出口企业要加强行业自律，坚持"安全质量人人有责"。

（五）建立完善的食品质量追溯体系。构建原辅材料质量控制、生产过程控制、出厂品质控制以及后续的物流配送等等相关环节的严密组合，有效追踪食品质量问题产生的根源。

小结

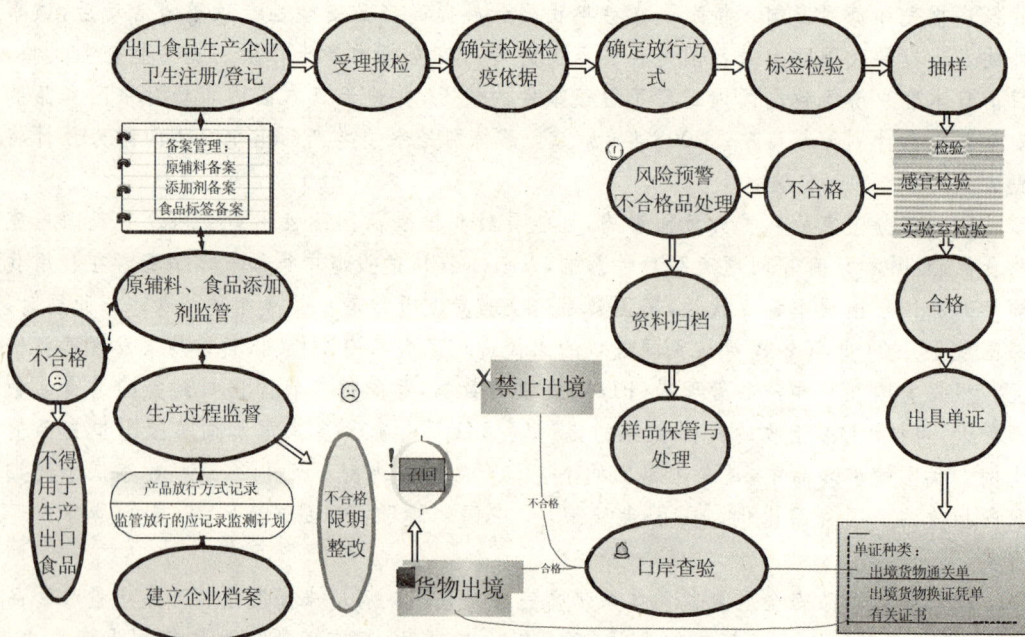

出口食品的报检流程

学习项目四

化妆品出境报检

4

基础知识

化妆品的分类

化妆品与人类的密切程度仅次于食品,是和人体直接接触的物质,其所含的具有潜在危险的化学成分对人体健康会产生严重的危害。随着化妆品消费的日益增加,其安全问题也日益引起人们的关注。我国及国际上许多国家对化妆品实施检验管制,对安全和卫生要求很高,特别是对含有汞、铅等有害金属加以严格的限制。国家对进出口化妆品实施法定检验。

化妆品的分类:

(一)按使用目的分类

清洁化妆品:用以洗净皮肤、毛发的化妆品。这类化妆品如清洁霜、洗面奶、浴剂、洗发护发剂、剃须膏等。

基础化妆品:化妆前,对面部头发的基础处理。这类化妆品如各种面霜、蜜,化妆水,面膜,发乳、发胶等定发剂。

美容化妆品:用于面部及头发的美化用品。这类化妆品指胭脂,口红,眼影,头发染烫,发型处理、固定等用品。

疗效化妆品:介于药品与化妆品之间的日化用品。这类化妆品如清凉剂、除臭剂、育毛剂、除毛剂、染毛剂、驱虫剂等。

(二)按使用部位分类

肤用化妆品:指面部及皮肤用化妆品。这类化妆品如各种面霜、浴剂。

发用化妆品:指头发专用化妆品。这类化妆品如香波、摩丝、喷雾发胶等。

美容化妆品:主要指面部美容产品,也包括指甲头发的美容品。

特殊功能化妆品:指添加有特殊作用药物的化妆品。

(三)按剂型分类

液体化妆品:浴液、洗发液、化妆水、香水等。

乳液:蜜类、奶类。

膏霜类:润面霜、粉底霜、洗发膏。

粉类:香粉、爽身粉。

块状:粉饼、化妆盒。

棒状:口红、发蜡。

(四)按年龄分类

婴儿用化妆品:婴儿皮肤娇嫩,抵抗力弱。配制时应选用低刺激性原料,香精也要选择低刺激的优制品。

少年用化妆品:少年皮肤处于发育期,皮肤状态不稳定,且极易长粉刺。可选用调整皮脂分泌作用的原料,配制弱油性化妆品。

男用化妆品:男性多属于脂性皮肤,应选用适于脂性皮肤的原料。剃须膏、须后液是男人专用化妆品。

(五)按生产过程结合产品特点分类

乳剂类:指各种膏霜蜜。

粉　类:各种香粉、爽身粉。

美容类:指唇膏、眼影、睫毛膏、指甲油等。

香水类:香水、古龙水、花露水。

香波类:指香波、浴液、护发素。

美发类:指染发、烫发、定发用品。

疗效类:添加药物的化妆品。

操作常识

化妆品的报检范围

化妆品的报检范围是:HS编码为33030000的香水及花露水、33041000的唇用化妆品、33042000的眼用化妆品、33043000的指(趾)用化妆品、33049100的香粉(不论是否压紧)、33049900.10的护肤品(包括防晒油或晒黑油,但药品除外)、33049900.90的其他美容化妆品、33051000的洗发剂(香波)、33052000的烫发剂、33053000的定型剂、33059000的其他护发品等。

知识链接

进出口化妆品标签的审核

一、适用范围

1.化妆品:化妆品指以涂、擦散布于人体表面任何部位(皮肤、毛发、指甲、口唇等)或口腔黏膜,以达到清洁、护肤、美容和修饰目的的产品。

2.化妆品标签审核:是指对进出口化妆品标签中标示的反映化妆品卫生质量状况、功效成分等内容的真实性、准确性进行符合性检验,并根据有关规定对标签格式、版面、文字说明、图形、符号等进行审核。

二、主管部门

国家质检总局主管全国进出口化妆品的监督检验管理工作。设在各地的检验检疫机构负责所辖地区进出口化妆品的监督检验管理工作。

三、许可条件

1.标签标示内容符合销售国强制要求;

2.化妆品标签标注内容与化妆品相符;

3.申请人可为进出口化妆品的经营者或代理人。

四、申请程序

(一)进出口化妆品的经营者或其代理人应在报检前,并在行政许可的规定时限内,向国家质检总局或任一检验检疫机构提出标签审核申请。

申请进出口化妆品标签审核须提供以下资料:

1.进出口化妆品标签审核申请书;

2.成品成分表;

3.标签所标注内容的说明材料;

4.具有特殊功效的产品需提供有效的实验室证明材料;

5.经公证的进口产品在生产国(地区)允许生产、销售的证明文件;

6.出口企业生产卫生许可证;

7.进口产品经销商或代理商的营业执照;

8.标签样张6份,难以提供样张的,可提供有效照片。

※属于下列情况之一的,可以合并提出化妆品标签审核申请:

1.成分、工艺相同,规格不同的;

2.成分、工艺相同,包装形式不同的;

3.成分、工艺、规格及包装形式相同,外观不同的。

(二)受理机构做出受理或不受理的决定。受理的,通知申请人将检验样品寄送中国检验检疫科学研究院进行符合性检验。

(三)受理申请后,进行具体审查,受理机构如果是各地检验检疫机构,审查结束后,要将审查意见和全部申请材料报送国家质检总局。

(四)中国检验检疫科学研究院受到样品后进行符合性检验,并将检验结果报送国家质检总局。

(五)国家质检总局对材料和审查意见及检验结果进行审核,做出准予许可或者是不准予许可的决定。对准予许可的,于10个工作日内,由国家质检总局颁发进出口化妆品标签审核证书。

五、检验及监督管理

(一)进出口化妆品必须经过标签审核,取得进出口化妆品标签审核证书后方可报检。

进出口化妆品的报检人报检时,应提供进出口化妆品标签审核证书。

(二)出口化妆品由产地检验检疫机构实施检验,出境口岸检验检疫机构查验放行;进口化妆品由进境口岸检验检疫机构实施检验。

(三)进出口化妆品经检验合格的,由检验检疫机构出具合格证单,必须在检验检疫机构监督下加贴检验检疫标志。

进出口化妆品经检验不合格的,由检验检疫机构出具不合格证单。其中安全卫生指标不合格的,应在检验检疫机构监督下进行销毁或退货;其他项目不合格的,必须在检验检疫机构监督下进行技术处理,经重新检验合格后,方可销售、使用或出口;不能进行技术处理或者经技术处理后,重新检验仍不合格的,进口化妆品责令其销毁或退货,出口化妆品不准出口。

(四)检验检疫机构对进出口化妆品及其生产企业实施卫生质量许可制度等监督管理措施。检验检疫机构对进口化妆品实施后续监督管理。发现未经检验检疫机构检验的、未加贴或者盗用检验检疫标志及无中文标签的进口化妆品,可依法采取封存、补检等措施。

法律法规

进出口化妆品监督检验管理办法

第一章 总 则

第一条 为规范进出口化妆品监督检验管理工作,根据《中华人民共和国进出口商品检验法》及其实施条例和《化妆品卫生监督条例》等法律法规的有关规定,制定本办法。

第二条 本规定所称化妆品是指以涂、擦散布于人体表面任何部位(皮肤、毛发、指甲、口唇等)或口腔黏膜,以达到清洁、护肤、美容和修饰目的的产品。

第三条 本办法适用于对下列进出口化妆品的监督检验管理:

(一)列入《出入境检验检疫机构实施检验检疫的进出境商品目录》的;

(二)其他法律、法规规定须由检验检疫机构实施检验的;

(三)国际条约、双边协议要求检验的。

第四条 国家出入境检验检疫局(以下简称国家检验检疫局)主管全国进出口化妆品的监督检验管理工作。国家检验检疫局设在各地的出入境检验检疫机构(以下简称检验检疫机构)负责所辖地区进出口化妆品的监督检验管理工作。

第五条 进出口化妆品必须经过标签审核,取得进出口化妆品标签审核证书后方可报检。

第六条 国家检验检疫局对进出口化妆品实施分级监督检验管理制度,制定、调整并公布《进出口化妆品分级管理类目表》。

第七条 经检验合格的进口化妆品,必须在检验检疫机构监督下加贴检验检疫标志。

第二章 标签审核

第八条 化妆品标签审核,是指对进出口化妆品标签中标示的反映化妆品卫生质量状况、功效成分等内容的真实性、准确性进行符合性检验,并根据有关规定对标签格式、版面、文字说明、图形、符号等进行审核。

第九条 进出口化妆品的经营者或其代理人应在报检前 90 个工作日向国家检验检疫局指定的检验机构提出标签审核申请。

第十条 申请进出口化妆品标签(以下简称化妆品标签)审核须提供以下资料(一式三份):

(一)化妆品标签审核申请书;

(二)化妆品功效及其相关证明材料、检验方法;

(三)产品配方;

(四)生产企业产品质量标准;

(五)产品在生产国(地区)允许生产、销售的证明文件;

(六)化妆品标签样张 6 套,难以提供样张的,可提供有效照片;

(七)申请出口化妆品标签审核的,应提供进口国(地区)对化妆品标签的有关规定;

(八)其他必要的相关材料。

第十一条 申请化妆品标签审核时,须提供相应的、具有代表性的样品,其数量应满足标签审核要求。

第十二条 属于下列情况之一的,可以合并提出化妆品标签审核申请,但每种标签必须提交 6 套样张:

(一)成分、工艺相同,规格不同的;

(二)成分、工艺相同,包装形式不同的;

(三)成分、工艺、规格及包装形式相同,外观不同的。

第十三条 化妆品标签审核的内容包括:

(一)标签所标注的化妆品卫生质量状况、功效成分等内容是否真实、准确;

(二)标签的格式、版面、文字说明、图形、符号等是否符合有关规定;

(三)进口化妆品是否使用正确的中文标签;

(四)标签是否符合进口国使用要求。

第十四条 进口化妆品标签按照我国有关法律、法规、标准要求进行审核;出口化妆品标签按照进口国法律、法规、标准要求进行审核。

第十五条 经审核符合要求的化妆品标签,由国家检验检疫局颁发进出口化妆品标签审核证书。

第三章 分级管理

第十六条 国家检验检疫局定期组织专家组对进出口化妆品进行等级评审,按照品牌、品种将进出口化妆品的监督检验分为放宽级和正常级,并根据日常监督检验结果,动态公布进出口化妆品分级管理类目表。

第十七条 专家组根据以下资料对进出口化妆品进行等级评审:

(一)化妆品生产经营企业自我声明的自律资料;

(二)化妆品通过国家检验检疫局标签审核的证明资料;

(三)化妆品使用的色素资料及安全评价资料;

（四）化妆品生产企业获得国际有关机构认可的证明资料；

（五）化妆品生产企业获得所在国（地区）官方卫生许可的证明资料；

（六）化妆品经营企业获得认证评审机构签发的 GMP、HACCP、ISO9000 系列及 ISO14000 证书的有关资料；

（七）同一品牌、同一品种的化妆品在最近半年内不少于 4 批的进出口检验合格率达 100％的证明资料。

第十八条　经专家组评审，对资料内容齐全、真实可靠，化妆品质量稳定，符合安全卫生要求的，评定为放宽级化妆品；其余评定为正常级化妆品。

第四章　检验管理

第十九条　出口化妆品由产地检验检疫机构实施检验，出境口岸检验检疫机构查验放行；进口化妆品由进境口岸检验检疫机构实施检验。

第二十条　进出口化妆品的报检人应按《出入境检验检疫报检规定》的要求报检，并提供进出口化妆品标签审核证书。

第二十一条　检验检疫机构对进出口化妆品实施检验的项目包括：化妆品的标签、数量、重量、规格、包装、标记以及品质、卫生等。

第二十二条　检验检疫机构应检验化妆品包装容器是否符合产品的性能及安全卫生要求。

第二十三条　检验检疫机构对 10％报检批次的放宽级化妆品实施全项目检验，其余报检批次的仅检验标签、数量、重量、规格、包装、标记等项目；对所有报检批次的正常级化妆品均实施全项目检验。

第二十四条　进出口化妆品经检验合格的，由检验检疫机构出具合格单证，并对进口化妆品监督加贴检验检疫标志。

第二十五条　进出口化妆品经检验不合格的，由检验检疫机构出具不合格单证。其中安全卫生指标不合格的，应在检验检疫机构监督下进行销毁或退货；其他项目不合格的，必须在检验检疫机构监督下进行技术处理，经重新检验合格后，方可销售、使用或出口；不能进行技术处理或者经技术处理后，重新检验仍不合格的，进口化妆品责令其销毁或退货，出口化妆品不准出口。

第二十六条　进口化妆品原料及半成品的，参照上述条款进行监督检验。

第五章　监督管理

第二十七条　检验检疫机构对进出口化妆品及其生产企业实施卫生质量许可制度等监督管理措施。

第二十八条　检验检疫机构对进口化妆品实施后续监督管理。发现未经检验检疫机构检验的、未加贴或者盗用检验检疫标志及无中文标签的进口化妆品，可依法采取封存、补检等措施。

第二十九条　各地检验检疫机构对所辖地区的进口化妆品经营单位应备案建档，加强监督管理。

第三十条　各地检验检疫机构在对进出口化妆品监督检验管理工作中发现问题，应及时上报国家检验检疫局主管部门。

第六章　附　则

第三十一条　违反本办法的,依照有关法律法规的规定予以处罚。

第三十二条　本办法由国家检验检疫局负责解释。

第三十三条　本办法自 2000 年 4 月 1 日起施行。

操作实务

化妆品的报检

(一)出口化妆品报检的限定条件

1.出口化妆品必须经过标签审核,取得进出口化妆品标签审核证书方可报检。

2.检验检疫机构对出口化妆品实施检验的项目包括标签、数量、重量、规格、包装、标记以及品质卫生等。出口化妆品经检验合格的,由检验检疫机构出具合格证书;经检验不合格的,由检验检疫机构出具不合格证单。其中安全卫生指标不合格的,在检验检疫机构监督下销毁;其他项目不合格的,在检验检疫机构监督下进行技术处理,经重新检验合格方可出口;不能进行技术处理或者经技术处理后重新检验仍不合格的,不准出口。

(二)报检应提供的单据

除按规定填写出境货物报检单,并提供外贸合同或销售确认书或信用证(以信用证方式结汇时提供)、发票、装箱单等有关外贸单据外,还应提供如下相应单证:

1.出口预包装化妆品,还应提供与标签检验有关的标签样张和翻译件。

2.首次出口的化妆品必须提供生产、卫生许可证,安全性评价资料和产品成分表(包括特殊化妆品),以供检验检疫机构备案。

小结

本项目主要讲述化妆品出境报检的相关知识。要求掌握化妆品的分类及报检范围、出口化妆品报检的限定条件以及报检所需要提供的单据等,熟知进出口化妆品的标签审核制度以及进出口化妆品监督检验管理办法的相关规定。

学习项目五 5

木家具、竹木草制品的出境报检

📖 **基础知识**

出口木制品及木制家具检验监管的目录

商品编号	商品名称
4413000000	强化木(成块,板,条或异型的)
4414000010	拉敏木制画框,相框,镜框及类似品
4414000020	濒危木制画框,相框,镜框及类似品
4414000090	木制的画框,相框,镜框及类似品
4418100010	拉敏木制木窗,落地窗及其框架
4418100020	濒危木制木窗,落地窗及其框架
4418100090	木窗,落地窗及其框架
4418200010	拉敏木制的木门及其框架和门槛
4418200020	濒危木制的木门及其框架和门槛
4418200090	木门及其框架和门槛
4418500000	木瓦及盖屋板
4418600010	濒危木制柱和梁
4418600090	其他木制柱和梁
4418710010	已装拼的拉敏木制马赛克地板
4418710020	已装拼的其他濒危木制马赛克地板
4418710090	已装拼的其他木制马赛克地板
4418720010	已装拼的拉敏木制多层地板
4418720020	已装拼的其他濒危木制多层地板
4418720090	已装拼的其他木制多层地板
4418790010	已装拼的拉敏木制其他地板
4418790020	已装拼的其他濒危木制地板
4418790090	已装拼的木制其他地板
4420101010	拉敏木制的木刻
4420101020	濒危木制的木刻
4420101090	木刻及竹刻

（续表）

商品编号	商品名称
4420102010	拉敏木制的木扇
4420102020	濒危木制的木扇
4420102090	木扇
4420109010	拉敏木制其他小雕像及其他装饰品
4420109020	濒危木制其他小雕像及其他装饰品
4420109090	其他木制小雕像及其他装饰品
4420901010	拉敏木制的镶嵌木
4420901020	濒危木制的镶嵌木
4420901090	镶嵌木
4420909010	拉敏木盒及类似品，非落地木家具
4420909020	濒危木盒及类似品，非落地木家具
4420909090	木盒子及类似品，非落地式木家具
4421100010	拉敏木制木衣架
4421100020	濒危木制木衣架
4421100090	木衣架
4421909010	拉敏木制的未列名的木制品
4421909020	濒危木制的未列名的木制品
4421909090	未列名的木制品
9401611000	皮革或再生皮革面的装软垫的木框架的其他坐具
9401619000	其他装软垫的木框架的坐具
9401690000	其他木框架的坐具（不包括编号94011000—94015000的坐具）
9403300010	濒危木制办公室用木家具
9403300090	其他办公室用木家具
9403400010	濒危木制厨房用木家具
9403400090	其他厨房用木家具
9403501010	卧室用濒危红木制家具
9403501090	其他卧室用红木制家具
9403509100	卧室用漆木家具
9403509910	卧室用其他濒危木家具
9403509990	卧室用其他木家具
9403601010	濒危红木制家具（非卧室用）
9403601090	其他红木制家具（非卧室用）
9403609100	其他漆木家具（非卧室用）
9403609910	濒危木家具（非卧室用）

增加的商品目录

商品编号	商品名称
4409101010	一边或面制成连续形状的濒危针叶木制地板条、块（包括未装拼的拼花地板用板条及缘板）
4409101090	一边或面制成连续形状的其他针叶木制地板条、块（包括未装拼的拼花地板用板条及缘板）
4409109010	一边或面制成连续形状的濒危针叶木材

（续表）

商品编号	商品名称
4409109090	其他一边或面制成连续形状的针叶木材
4409291010	一边或面制成连续形状的拉敏木制地板条、块（包括未装拼的拉敏木拼花地板用板条及缘板）
4409291020	一边或面制成连续形状的桃花心木制地板条、块（包括未装拼的拉敏木拼花地板用板条及缘板）
4409291030	一边或面制成连续形状的其他濒危木制地板条、块（包括未装拼的其他濒危木拼花地板用板条及缘板）
4409291090	一边或面制成连续形状的其他非针叶木制地板条、块（包括未装拼的其他非针叶木拼花地板用板条及缘板）
4409299010	一边或面制成连续形状的拉敏木
4409299020	一边或面制成连续形状的桃花心木
4409299030	一边或面制成连续形状的濒危木
4409299090	一边或面制成连续形状的非针叶木
4410110000	木制碎料板（无论是否用树脂或其他有机粘合剂粘合）
4410120000	木制定向刨花板（OSB）（无论是否用树脂或其他有机粘合剂粘合）
4410190000	其他木制板（无论是否用树脂或其他有机粘合剂粘合）
4410900000	其他板（无论是否用树脂或其他有机粘合剂粘合）
4411121100	密度＞0.8g/cm³ 且厚度≤5mm 的中密度纤维板（未经机械加工或盖面的）
4411121900	密度＞0.8g/cm³ 且厚度≤5mm 的其他中密度纤维板
4411122000	0.5 g/cm³＜密度≤0.8g/cm³ 且厚度≤5mm 的中密度纤维板
4411129100	未经机械加工或盖面的其他厚度≤5mm 的中密度纤维板
4411129900	其他厚度≤5mm 的中密度纤维板
4411131100	密度＞0.8g/cm³ 且 5mm＜厚度≤9mm 的中密度纤维板（未经机械加工或盖面的）
4411131900	密度＞0.8g/cm³ 且 5mm＜厚度≤9mm 的其他中密度纤维板
4411132000	0.5 g/cm³＜密度≤0.8g/cm³ 且 5mm＜厚度≤9mm 的中密度纤维板
4411139100	未经机械加工或盖面的其他 5mm＜厚度≤9mm 的中密度纤维板
4411139900	其他 5mm＜厚度≤9mm 的中密度纤维板
4411141100	密度＞0.8g/cm³ 且厚度＜9mm 的中密度纤维板（未经机械加工或盖面的）
4411141900	密度＞0.8g/cm³ 且厚度＜5mm 的其他中密度纤维板
4411142000	0.5 g/cm³＜密度≤0.8g/cm³ 且厚度＞9mm 的中密度纤维板
4411149100	未经机械加工或盖面的其他厚度＞9mm 的中密度纤维板
4411149900	其他厚度＞9mm 的中密度纤维板
4411921000	密度＞0.8g/cm³ 的未经机械加工或盖面的其他中密度纤维板
4411929000	密度＞0.8g/cm³ 的其他纤维板
4411930000	0.5 g/cm³＜密度≤0.8g/cm³ 其他纤维板
4411941000	0.35 g/cm³＜密度≤0.5g/cm³ 其他纤维板
4411942100	密度≤0.35g/cm³ 未经机械加工或盖面的木纤维板
4411942900	密度≤0.35g/cm³ 其他木纤维板

实务操作提示

木制家具及人造板类检测样品的制备要求：

1.木家具甲醛检测样品：制成 40cm×40cm 的片状木块，每批提供 3 片。

2.木家具重金属检测样品：可以提供已覆盖色漆涂层的成品配件，也可以提供使用相同油漆配料制成的薄板小样，每个样品的油漆层面积不少于 40cm×40cm，每批提供 3 片。

操作实务

出境木家具的报检

（一）报检范围

《实施出口木制品及木制家具检验监管的目录》所列的出口木制品及木制家具产品。

（二）报检应提供的单据

除按规定填写出境货物报检单，并提供外贸合同或销售确认书或信用证（以信用证方式结汇时提供）、发票、装箱单等有关外贸单据外，还应提供如下相应单证：

1.产品符合输入国家或地区的技术法规、标准或国家强制性标准质量的符合性声明；

2.输入国（地区）技术法规和标准对木制家具机械安全项目有要求的，出口木制家具生产企业必须提供相关检测报告。

国家建筑材料测试中心

检验报告

中心编号：　200251744

样品名称：　木制家具

受检单位：　山东省宁津县兴华木业有限公司

检测类别：　委托检验

检测结论：

样品名称	木制家具	检验类别	委托检验
受检单位	山东省宁津县兴华木业有限公司	来样编号	
生产单位	山东省宁津县兴华木业有限公司	商　标	兴强
来样日期	2002年6月24日	型号规格	
检验依据	GB 18584-2001	产品类型	人造板
检验项目	甲醛释放量		
检验结论	所抽样品检验结果符合国家强制性标准GB18584-2001《室内装饰装修材料木家具中有害物质限量》规定的甲醛释放量限量指标。 综合结论：该样品有害物质含量合格。		
			签发日期：2002年7月2日
附注：			

操作实务 2

出境竹木草制品的报检

(一)报检范围

出境竹木草制品包括竹、木、藤、柳、草、芒等制品。

根据生产加工工艺及防疫处理技术指标等,竹木草制品分为低、中、高 3 个风险等级。

(1)低风险竹木草制品:经脱脂、蒸煮、烘烤及其他防虫、防霉等防疫处理的;

(2)中风险竹木草制品:经熏蒸或者防虫、防霉药剂处理等防疫处理的;

(3)高风险竹木草制品:经晾晒等其他一般性防疫处理的。

(二)报检时间和地点

自 2008 年 4 月 1 日起,出境竹藤草柳制品应来自注册登记企业,并坚持产地检验检疫、口岸查验的原则,不接受异地报检。

(三)报检应提供的单据

除按规定填写出境货物报检单,并提供外贸合同或销售确认书或信用证(以信用证方式结汇时提供)、发票、装箱单等有关外贸单据外,一类、二类企业报检时应当同时提供出境竹木草制品厂检记录单。

出境竹木草制品厂检记录单及符合性声明

报检单位(盖章)   报检号:

发货人			企业登记号		
收货人			输往国家/地区		
厂检编号		生产日期	厂检日期		
品名(规格)		HS编码	数量/金额		包装
品名(规格)		HS编码	数量/金额		包装
品名(规格)		HS编码	数量/金额		包装
品名(规格)		HS编码	数量/金额		包装
品名(规格)		HS编码	数量/金额		包装
品名(规格)		HS编码	数量/金额		包装
在报检周期内企业是否出现重大质量事故 □是 □否					
厂检情况	原辅料情况				
	原辅料防霉防虫及卫生状况				
	成品霉、染虫及卫生处理情况				
	厂检结果				
企业声明	本公司以上所列之商品,经检验检疫保证符合: □中国检验检疫法规及标准; □输入国/地区法规及标准要求; □_____。 上述填报内容真实无误,如有虚假,愿承担全部责任。 特此声明。 备案检验员/企业检验员: 主管厂长/质量主管: 公司(盖章) 年 月 日 年 月 日				

注:一、企业检验报告应存档一年以备核查。

二、企业填写完本声明后,原件交检验检疫局,企业复印留档。

知识链接

出境竹木草制品首次报检须知

一、注册登记管理审核

检验检疫机构对出境竹木草制品生产企业实行注册登记管理,新企业应先申请出境竹木草制品生产企业注册登记。

出境竹木草制品生产企业的注册登记按照国质检动函(2008)69号《关于进一步加强出境竹木草制品检验检疫监管工作的通知》的规定执行,提供申请资料,审核资料符合要求后,由检疫人员赴企业现场考核,通过考核的允许生产出境竹木草制品,没有通过的必须进行整改,整改后仍旧达不到要求的,则不能从事出口竹木草制品生产。同时提供厂检员申请表。

二、出境竹木草制品报检时应提供的资料

1. 出境货物报检单(原件并加盖发货人公章);

2. 外销合同(可以提供复印件);

3. 外销发票(可以提供复印件);

4. 装箱单(可以提供复印件);

5. 外贸公司委托书;

(以上5种证单均由发货单位提供。)

6. 厂检结果单(由企业厂检员根据实际货物情况填写);

7. 集装箱检验检疫申请、结果两用单;

8. 货物使用天然木质包装的,木质包装必须在检验检疫机关批准的出境木质包装标识加施企业购买;

9. 出境竹木草制品符合性声明;

10. 木制品、家具产品提供有毒有害物质抽样检测登记本或关于出口木家具免予有害物质抽检的声明;

11. 注册登记证书复印件。

三、抽检标准

随机抽查包装件数,一批10件以下全部检验,11~50件抽查3~5件,51~100件抽查6~10件,101件以上,每增加100件,抽查数量递增1件。不足100件以100件计算。每件内含小件的,抽检件数不少于该件内含小件数的四分之一。

四、单证种类

一般情况出具出境货物换证凭条,如国外客户需要植物检疫证书的,应提前联系,由检验检疫机构派员到现场看货;如需要熏蒸消毒证书的,应提前与检验检疫机构指定的单位联系熏蒸事宜,熏蒸有效期为21天。

法律法规

如何办理出境竹木草制品检验检疫审批

(一)办理分级分类管理审批。

(二)办理报检手续。

(三)办理现场检疫手续。货主或其代理人报检后,检验检疫机构根据竹木草制品的检疫类别,结合企业日常监督管理以及不同季节、输往国家或地区、是否经过检疫处理等情况,对出境竹木草制品实施现场批次抽查检疫。

(四)办理口岸查验手续。货主或者其代理人应当在出境货物换证凭单有效期内按有关规定向出境口岸检验检疫机构报检。口岸检验检疫机构按照《出境货物口岸查验规定》等有关规定进行查验,并做好查验记录。发现问题需作实验室检验检疫的,应按照有关规定取样后,送实验室检疫。

(五)办理检疫监管手续。

(六)办理结果评定出证与检疫处理手续。

小 结

    本项目主要介绍木家具、竹木草制品出境报检的相关知识,列举了出口木制品及木制家具的检验监管目录。要求掌握出境木家具、竹木草制品的报检范围和所需提供的报检单据等,熟知出口竹木草制品首次报检的注意事项以及办理竹木草制品出境检验检疫审批的程序。

学习项目六 6

出口货物的包装报检

基础知识

包装检验是根据外贸合同、标准和其他有关规定,对进出口商品的外包装和内包装以及包装标志进行检验。

包装检验首先核对外包装上的商品包装标志(标记、号码等)是否与进出口贸易合同相符。进口商品主要检验外包装是否完好无损,包装材料、包装方式和衬垫物等是否符合合同规定要求,对外包装破损的商品要检查其是否由于包装不良所引起。出口商品的包装检验,可分为危险货物包装检验和一般货物包装检验,除包装材料和包装方法必须符合外贸合同、标准规定外,还应检验商品内外包装是否牢固、完整、干燥、清洁,是否适于运输和保护商品质量、数量的要求。

出入境检验检疫机构对进出口商品的包装检验,一般在抽样现场检验,或进行衡器计重的同时结合进行。

出口货物包装的报检主要有以下内容:

1. 危险货物小型气体容器的包装

实施检验的海运出口危险货物小型气体容器指:充灌有易燃气体的打火机、点火器、气体充灌容器;容量不超过1000cm³,工作压力大于0.1MPa(100KPa)的气体喷雾器及其他充灌有气体的容器。

2. 危险货物包装容器

生产危险货物出口包装容器的企业,必须申请检验检疫机构进行包装容器的性能检验。生产出口危险货物的企业,必须向检验检疫机构申请进行危险货物包装容器的使用鉴定。

3. 普通货物运输包装容器

检验检疫机构对钢桶、铝桶、镀锌桶、钢塑复合桶、纸板桶、塑料桶(罐)、纸箱、集装袋、塑料编织袋、麻袋、纸塑复合袋、钙塑瓦楞箱、木箱、胶合板箱(桶)、纤维板箱(桶)等十五类运输包装容器实施性能检验。

操作常识

小型气体容器的包装报检

生产出口危险货物小型气体容器的生产企业应事先向当地检验检疫机构办理注册登记，经检验检疫机构按国家局《出口商品质量许可证管理办法》考核合格并获得出口商品质量许可证。

法律法规

出口商品质量许可证管理办法

第一章　总　则

第一条　为加强出口商品检验和质量监督，提高我国出口商品在国际市场上的竞争力，促进对外贸易发展，根据《中华人民共和国进出口商品检验条例》及其实施细则和《国务院办公厅转发国家经委、经贸部、国家商检局关于加强出口商品质量管理工作意见的通知》，特制定本办法。

第二条　本办法适用于各省、自治区、直辖市及厦门进出口商品检验局（以下简称商检局）对管辖范围内重要出口商品生产加工单位的产品和质量保证能力的考核。经考核并获得出口商品质量许可证（以下简称质量许可证）的商品，经贸主管部门方予签发出口许可证，外贸经营单位方准收购和出口，商检局方予检验放行。

第三条　重要出口商品包括：（一）大宗传统出口商品；（二）品质不稳定的出口商品；（三）涉及卫生、安全的出口商品；（四）有出口发展前途的商品。具体实施品种除国家商检局另有规定外，由各地商检局分期分批公布。

第二章　获得质量许可证的条件

第四条　获得质量许可证的生产加工单位应具备下列各项必备条件：

（一）有正厂长抓质量，并有厂领导分管的独立的检验机构，有健全的检验制度。

（二）产品经商检局或商检局指定的单位按规定抽样检验合格并获得证书。

（三）半年内商检局检验（包括品质、数量、包装、安全、卫生，下同）累计批次合格率达80％，一年内未发生大的质量事故或由于生产、加工单位原因造成的国外退货。

（四）按《出口商品质量许可证考核评分表（试行）》考评，总分达到400分，而且评分表二、三项单项分别达到80分和96分。

第三章　质量许可证的申请、考核和颁发

第五条　出口商品生产、加工单位申请质量许可证，应向当地商检局登记，领取并填写出口商品质量许可证申请书一式四份，由生产、加工单位的主管部门审核同意后报当地

商检局。

第六条 商检局接到质量许可证申请书后,应首先抽样检验产品,合格后单独或会同生产、加工单位的主管部门组成考核小组,按质量许可证考核评分表进行考核评分,达到第四条(四)款规定分数,并满足其他必备条件的,批准发给质量许可证。对不合格的申请单位,应整顿改进,一般半年后方可重新提出申请。

第七条 对已获得生产许可证或企业验收合格的申请单位,各地商检局在进行质量许可证考核时,对相同项目可酌情减免。

第四章 质量许可证的管理

第八条 质量许可证有效期为四年,在有效期内商检局应对获证单位进行日常检查监督,重点检查有关出口产品的出厂原始检验记录、检验统计台账、厂内质量信息反馈、质量改进情况以及认可检验员的工作情况等,必要时选择若干单位进行全面复查。

第九条 有下列情况之一者,由发证商检局吊销质量许可证:

(一)国外客户对质量反映强烈,一年内两次要求质量索赔或退货,经查明系生产加工单位责任的。

(二)半年内商检检验批次合格率低于80%。

(三)商检局日常检查监督和复查发现不符合条件,在限期内仍不改进的。

质量许可证被吊销半年后,方可重新办理申请手续。

第十条 在质量许可证有效期届满前半年内,获证单位可向当地商检局申请办理下一有效期的接转手续,逾期不办者,证件自然失效。商检局在收到接转申请后,应按本办法第六条规定对申请单位进行全面或重点复查,合格后予以办理接转手续。

第十一条 质量许可证不准伪造、变造、涂改、转让、冒用,违者吊销证件并追究当事人及其领导的责任。

第五章 附 则

第十二条 质量许可证和登记表、申请书由负责审批的商检局在当地统一印制。另有规定者除外。

第十三条 考核工作中所需费用,由申请单位负担。

第十四条 本办法自一九八七年十二月一日起执行,由国家商检局负责解释。

危险货物包装容器的性能检验及使用鉴定

《中华人民共和国进出口商品检验法》第十七条规定:"为出口危险货物生产包装容器的企业,必须申请商检机构进行包装容器的性能鉴定。生产出口危险货物的企业,必须申请商检机构进行包装容器的使用鉴定。使用未经鉴定合格的包装容器的危险货物,不准出口。"

《危险化学品安全管理条例》(国务院第334号令)第五条第三款规定:"质检部门负责发放危险化学品及其包装、容器的生产许可证,负责对危险化学品包装物、容器的产品质量实施监督,并负责前述事项的监督检查。"

知识链接

出口危险货物包装容器质量许可

一、许可条件

（一）具有独立法人资格；

（二）具有政府主管部门或其授权部门准许生产相关产品的证明；

（三）具有相关产品的生产能力和检测条件；

（四）具有保证产品质量的管理体系，产品符合相应的危险品包装容器（常规危险货物包装容器、2.5升以下小型气体压力容器如喷雾罐、打火机、中型散装容器、便携式罐体、大包装）标准。

二、实施机关

受理机构：各直属检验检疫局

审核机构：国家质检总局

三、程序

（一）申请单位向所在地直属检验检疫局提出申请并提交有关材料。

（二）直属检验检疫局根据申请单位提交的材料是否齐全、是否符合法定形式，当场或5日内作出受理或不予受理的决定，并按规定出具书面凭证。

（三）受理申请后，直属检验检疫局按规定对申请材料内容进行具体审查，申请产品送交指定检测实验室进行检测，对申请单位进行生产现场考核。

（四）考核完成后，直属检验检疫局将考核材料连同全部申请材料报送国家质检总局。

（五）国家质检总局根据规定，对申请材料和考核材料进行审查，作出准予许可或不予许可的决定。准予许可的，于10个工作日内颁发出口危险货物包装容器质量许可证；不予许可的，书面说明理由。

四、审查期限

自受理之日起20个工作日内作出许可或不予许可的决定（现场考核评审时间不包括在内，由受理机构另行通知）。

五、提供国家质检总局出口危险品包装检测实验室的合格报告

知识链接

普通货物运输包装容器的报检

出口普通货物的运输包装容器，须经检验检疫机构检验合格后，方准盛装出口货物。商检机构对出口商品的运输包装容器生产单位，实行出口商品运输包装质量许可证（以下简称质量许可证)制度。出口商品运输包装容器的生产单位申请质量许可证,须向当地商检机构登记,领取并填报出口商品运输包装质量许可证申请表,向当地商检机构办理申请。

商检机构按《出口商品运输包装质量许可证评分办法》对出口商品运输包装生产单位进行考核,经考核合格后,颁发质量许可证,并将取得质量许可证的单位报国家商检局备案。经考核未取得质量许可证的运输包装容器生产单位,经改进后质量稳定在三个月以上者,可重新申请考核。质量许可证有效期为三年。出口商品运输包装容器的生产单位如继续生产该产品时,须在质量许可证有效期届满前六个月内重新提出申请,经商检机构考核合格,颁发质量许可证。商检机构对在质量许可证有效期内的运输包装容器生产单位,检验累计批次合格率低于80%,或出现因运输包装质量造成出口商品索赔两次以上者,吊销其质量许可证。包装容器的生产单位,按国家商检局的《出口商品运输包装编号管理规定》,必须在出口商品运输包装容器上铸印牢固、清晰的编号。

操作实务

小型气体容器的包装报检

(一)报检要求

已获准生产出口危险货物小型气体容器的生产企业在报检时填写出境货物申请单,并提供小型气体容器的生产标准、性能实验报告、厂检结果单。检验检疫机构对海运出口危险货物小型气体容器包装进行性能检验,经检验鉴定合格的,签发出境货物运输包装性能检验结果单。

(二)办理和使用出境货物运输包装性能检验结果单

1.申请人可凭该检验结果单申请检验检疫机构签发出境危险货物运输包装使用鉴定结果单以及相应的检验证书。

2.各地港务部门必须凭检验检疫机构出具的出境危险货物运输包装使用鉴定结果单或相应的检验证书对包装进行查验,经查验合格的货物给予装卸或承运。

中华人民共和国出入境检验检疫

出境货物运输包装性能检验结果单

编号：

申请人				
包装容器 名称及规格		包装容器 标记及批号		
包装容器数量		生产日期	自　年　月　日至　年　月　日	
拟装货物名称		状态		比重
检 验 依 据		拟装货物类别 （画"×"）	□危险货物 □一般货物	
		联合国编号		
		运输方式		
检 验 结 果				
	签字：　　　　日期：　年　月　日			
包装使用人				
本单有效期	截止于　　年　月　日			

分 批 伸 用 核 销 栏	日期	使用数量	结余数量	核销人	日期	使用数量	结余数量	核销人

说明：1.当合同或信用证要求包装检验证书时，可凭本结果单向出境所在地检验检疫机关申请检验证书。

2.包装容器使用人向检验检疫机关申请包装使用鉴定时，须将本结果单交检验检疫机关核实。

出境货物运输包装使用鉴定结果单

编号：

申请人		
使用人		
包装容器名称及规格		包装容器标记及批号
货物包装性能		
包装容器性能检验结果单号		
运输方式		
危险货物名称		危险货物类别
		联合国编号
危险货物状态		危险货物密度
报检包件数量	单件容积 /	单件毛重
危险货物灌装日期		单件净重
检验依据	《国际海运危险货物规则》 《＊＊＊》	
鉴定结果	上述危险货物所使用的包装容器,经抽样鉴定,其适用性及使用方法符合《国际海运危险货物规则》、《＊＊＊》的要求。　　　　　　　　　　　　　　　　　　　　　　　　　　　　日期：　年　月　日	
评定意见	合格　　　检验员	授权签字人
本结果单有效期	截至于　年　月　日	
备注：		

操作实务 2

危险货物包装容器的性能检验及使用鉴定的报检

一、出口危险货物运输包装容器性能检验

(一)报检范围

生产危险货物出口包装容器的企业,必须申请检验检疫机构进行包装容器的性能检验。

(二)报检要求

国家对出口危险货物运输包装容器生产企业实行质量许可制度,须取得出口质量许可证方可进行生产。

(三)报检应提供的单据

1.出境货物运输包装检验申请单。

2.出口危险货物运输包装容器质量许可证。

3.该批运输包装容器的生产标准。

4.该批运输包装容器的设计工艺、材料检验标准等技术资料。

(四)性能检验结果单的用途

1.出口危险货物的经营单位向检验检疫机构申请出口危险货物品质检验时,必须提供出境货物运输包装性能检验结果单。

2.出口危险货物的经营单位向检验检疫机构申请出口危险货物包装容器的使用鉴定时,必须凭出境货物运输包装性能检验结果单(正本),向检验检疫机构申请办理出境危险货物运输包装使用鉴定结果单。

3.同一批号,不同使用单位的出口危险货物包装容器,在性能检验结果单的有效期内,可以凭该单向检验检疫机构申请办理分证。

4.经检验检疫机构检验合格的本地区运输包装容器销往异地装货使用时,必须附有当地检验检疫机构签发的性能检验结果单随该批运输包装容器流通。使用地检验检疫机构在接受出口危险货物报检时,凭性能检验结果单受理品质检验和使用鉴定的报检。

二、出口危险货物运输包装容器使用鉴定

(一)报检范围

生产出口危险货物的企业,必须向检验检疫机构申请进行危险货物包装容器的使用鉴定。

(二)报检应提供的单据

1.出境货物运输包装检验申请单。

2.出境货物运输包装性能检验结果单。

3.危险货物说明。

4.其他有关资料。

(三)出境危险货物运输包装使用鉴定结果单的用途

1.外贸经营部门凭检验检疫机构出具的出境危险货物运输包装使用鉴定结果单验收危险货物。

2.港务部门凭检验检疫机构出具的出境危险货物运输包装使用鉴定结果单安排出口危险货物的装运,并严格检查包装是否与检验结果单相符。

3.当合同规定或客户要求出具出口危险货物包装容器检验证书时,可凭出境危险货物运输包装使用鉴定结果单向出口所在地的检验检疫机构申请换取包装容器检验证书。

4.同一批号、分批出口的危险货物包装容器在使用结果单有效期内,可凭该结果单在出口所在地检验检疫机构办理分证手续。

操作实务3

普通货物运输包装容器的报检

(一)填写申请单

按规定填写出境货物运输包装检验申请单。

(二)应提供的证单与资料

1.出口运输包装容器生产质量许可证;

2.生产单位的本批包装容器检验结果单;

3.包装容器规格清单;

4.客户订单;

5.该批包装容器的设计工艺、材料检验标准等技术资料。

知识链接

出境货物运输包装性能检验结果单的用途

出境货物运输包装性能检验结果单具有以下用途:

1.出口货物生产企业或经营单位向生产单位购买包装容器时,生产包装容器的单位应提供检验检疫机构签发的出境货物运输包装性能检验结果单(正本)。

2.出口货物生产企业或经营单位申请出口货物检验检疫时,应向检验检疫机构提供出境货物运输包装性能检验结果单正本,以便检验检疫机构实施出口运输包装容器的使用鉴定。

3.合同规定或客户要求出具包装检验证书时,可凭出境货物运输包装性能检验结果单正本,向出口所在地检验检疫机构换发包装检验证书。

4.对于同一批号不同单位使用的或同一批号多次装运出口货物的运输包装容器,在性能检验结果单有效期内可以凭此单向检验检疫机构报检,申请分单。

案例分析

某企业向检验检疫部门报检出口一批化工原料伯胺,检验检疫部门在进行包装使用鉴定时发现,该批货物使用包装为开口钢桶,企业所提供的包装性能检验结果单、包装使用鉴定申请单均表明该批货物的形态为固体。现场查验发现货物状态为稠状液体,货物与使用的包装类型明显不符。

伯胺危险货物类别为8类,在正常温度下其状态为固体,当环境温度超过30摄氏度时则呈现液态,用开口钢桶盛装液体极易引发货物泄露,尤其是作为腐蚀性液体的危险货物,一旦在运输过程中发生泄露,后果不堪设想。检验检疫部门对该批货物的使用鉴定结果判定为"不合格",并责成申请企业更换包装。

　　为避免类似问题发生,检验检疫部门建议,出口企业要结合"质量提升"活动,认真学习和严格遵守《国际海运危险货物规则》《出口危险货物包装检验规程》等检验检疫规定,树立企业是产品质量第一责任人的意识,确保出口危险货物质量和安全,搞清所出口和承载化工产品的性质、产品状态等,对可用钢桶盛装且常温状态为固体、高温状态下为液体的出口危险化学物品,在选用包装时要选用闭口钢桶,杜绝安全隐患。

小 结

　　出口商品包装容器的报检按照包装容器的种类不同,主要分为危险货物小型气体容器的包装、危险货物包装容器和普通货物运输包装容器。出口的包装容器生产企业应取得出口产品质量许可证,在包装容器报检时,应首先进行包装容器的性能检验,再进行使用鉴定。

97

学习项目七 7

出境动物及其产品的报检

基础知识 /

出境动物报检范围

出境动物系指我国向境外国家或地区输出供屠宰食用、种用、养殖、观赏、演艺、科研实验等用途的家畜、禽鸟类、伴侣动物、观赏动物、水生动物、两栖动物、爬行动物、野生动物和实验动物等。检验检疫机构对出境动物根据《中华人民共和国进出境动植物检疫法》及其实施条例以及相关法律法规的规定实施检验检疫。检验检疫的内容依据输入国家或者地区与我国签订的双边检疫协定、我国的有关检验检疫规定以及贸易合同中订明的检验检疫要求确定。检验检疫的程序一般包括注册登记、检疫监督管理、受理报检、隔离检疫和抽样检验、运输监管、离境检疫和签发证单等方面。

我国是一个农业大国,畜禽、水产等养殖业在我国农业生产和外贸出口中占有举足轻重的地位,产品卫生质量的好坏在一定程度上直接影响我国养殖业和外贸的发展。

特别是我国加入WTO后,境外国家和地区对我国出口的动物提出越来越高的检疫要求,包括口蹄疫、水泡病、禽流感、新城疫等多项传染病,病原菌、盐酸克伦特罗、霉素等多项药物残留和重金属等有毒有害物质的检验检疫。为此,各有关出口企业,必须切实抓好生产、加工、包装、运输各个环节的管理,建立全面质量管理体系,加强免疫防疫,有效地控制疫情发生,科学合理地使用饲料、饲料添加剂和药物,确保产品质量,力争把出口产品的风险降到最低程度。从外贸出口的情况来看,我国活动物的出口主要是供应港澳市场,数量约占有90%。在有关部门的共同努力下,我国的种用畜禽、食用动物、观赏动物相继突破了美国、日本、蒙古、欧盟和一些东南亚国家的禁令,出口数量连年增加。迄今为止,我国已与英国、美国、日本、蒙古等国签订了多个动物检疫议定书。为规范供港澳畜禽的检验检疫工作,国家质量监督检验检疫总局成立后,先后颁布了供港澳活牛、活羊、活猪、活禽水产品、食用动物饲料检验检疫等多项管理规定,各地检验检疫机构依照这些管理规定对供港澳活动物实施了全程监管措施。

一、注册登记

对出口动物的生产企业、饲养场、养殖场实施卫生注册登记备案制度,《中华人民共和国进出境动植物检疫法实施条例》第三十二条有明确规定,是国际通用作法,供港澳活动物,港澳特区政府亦有此要求。通过检验检疫机构的卫生注册,一方面对这些生产企业的卫生条件进行评估和考核认可,另一方面通过检验检疫机构的监管和指导,规范和提高其生产饲养场和防疫管理水平,是提高产品质量的重要环节。

（一）注册申请

申办出口动物饲养场注册登记的,应由出口动物饲养场本身或其拥有独立法人资格的上级主管单位(出口动物饲养场不具备独立法人资格的)向所在地直属检验检疫机构提出注册登记申请,提交申请表和企业法人营业执照复印件、饲养场平面图和彩色照片(包括场区全貌、进出场区及生产区消毒通道、栏舍内外景、兽医室、发病动物隔离区、死亡动物处理设施、粪便处理设施、隔离检疫舍等)以及饲养管理制度和动物卫生防疫制度等资料一式三份,同一单位所属的位于不同地点的饲养场应分别申请。

（二）注册条件

申请注册的饲养场必须符合国家质检总局发布的相应出口动物注册饲养场基本卫生要求。

（三）考核批准

直属检验检疫机构经审核申请注册的单位所提供材料的真实性和准确性,并按出口动物饲养场动物卫生基本要求进行实地考核,必要时采样送实验室检验,符合要求的,予以注册,发给出口动物饲养场卫生注册登记证,并报国家质检总局备案。实行一场一证制度,注册登记证有效期五年。有效期满后继续饲养出口动物的饲养场,须在期满前6个月重新申办注册登记手续。

（四）年度审核

直属检验检疫机构对已注册的饲养场应在每年规定时间内按出口动物注册饲养场条件和动物卫生基本要求进行考核,同时结合注册饲养场遵守检验检疫法律法规情况和日常管理水平进行综合评估。对逾期不申请年审,或年审不合格且在限期内整改不合格的,检验检疫机构应注销其注册登记,吊销其注册证。

出口动物育肥场、中转场(仓)、中转包装场参照上述规定办理注册登记和年度审核。

二、检疫监督管理

《中华人民共和国进出境动植物检疫法》及其实施条例授权检验检疫机构对出境动物的饲养过程实施检疫监督制度。监督制度的内容主要包括如下几个方面:

（一）检验检疫机构对注册饲养场应实行分类管理,定期或不定期检查其动物卫生防疫制度的落实情况、动物卫生状况、饲料及药物的使用等,并将检查结果填入注册饲养场管理手册。

（二）检验检疫机构对注册饲养场实施疫情监测。发现重大疫情时,须立即采取紧急预防措施,并于12小时内向国家质检总局报告。

（三）检验检疫机构对注册饲养场按国家有关部门发布的动物残留监控计划进行农药、兽药和其他有毒有害物质的检测工作。

（四）注册饲养场须将本场的免疫程序报检验检疫机构备案,并严格按规定的程序进行免疫。严禁使用国家禁止使用的疫苗。

（五）注册饲养场应建立疫情报告制度。发现疫情或疑似疫情时，必须及时采取紧急预防措施，并于12小时内向所在地检验检疫机构报告。

（六）注册饲养场不得饲喂和存放国家禁止使用的药物和动物促生长剂。对国家允许使用的药物和动物促生长剂，要遵守国家有关药物使用规定，特别是停药期的规定，并须将所使用药物和动物促生长剂的名称、种类、使用时间、剂量、给药方式等填入管理手册。

（七）注册饲养场须保持良好的环境卫生，切实做好日常防疫消毒工作，定期消毒饲养场地和饲养用具，定期杀虫、灭鼠、灭蚊蝇。进出注册饲养场的人员、车辆和笼具必须严格消毒。

操作常识

隔离检疫和抽样检验

出口动物实施启运地实施隔离检疫和抽样检验、离境口岸作临床检查和必要复检的制度。输出动物，出境前需经隔离检疫的，须在检验检疫机构指定的隔离场所实施检疫。需隔离检疫的情况主要有：进口国要求隔离检疫的，检验检疫机构按照进口国的要求对出境动物进行隔离检疫；根据贸易合同的规定需对出境动物进行隔离检疫的，按合同约定进行检疫；在对出境动物进行检疫过程中发现传染病的，应对其同群假定健康动物实施隔离检疫；我国政府对出境动物有隔离检疫规定的，按规定要求进行隔离检疫。

（一）隔离场所

出境动物的隔离检疫场所一般由货主自行提供，但使用前须经检验检疫机构考核认可，并接受其监督检查。

（二）动物挑选

在检验检疫机构的监督下，货主或其代理人应挑选健康无临床症状、符合贸易合同要求的动物进入隔离场集中饲养。

（三）临床检查

一般进行群体临床检查，必要时逐头（只）、逐项进行个体临床检查。对批量较大、群体检查无明显异常的，可抽检部分动物进行个体临床检查。

（四）采样

检验检疫机构根据出口动物检测的具体项目需要采取动物血液、咽喉、气管、泄殖腔拭子、阴道分泌物、包皮囊冲洗液等样品送实验室检验。采样标准按有关规定执行，输入国有明确要求的，执行输入国的要求。

（五）实验室检验

实验室检验是出境动物检验检疫的重要步骤，是检验检疫出证和实施检疫处理的主要依据。实验室检验项目应依据输入国家或地区和中国有关动物检验检疫规定、双边检疫协定以及贸易合同的要求确定。检验方法、操作程序及判定标准应执行国家标准、行业标准,无国标、行标的,可参照国际通行作法进行。进口方有明确要求并已订入有关协议或合同的,可按进口方要求进行。

(六) 加施标志

根据需要,货主或其代理人应在检验检疫机构监督下,对检验检疫合格的动物加施检验检疫标志。

(七) 出证

检验检疫机构对检验检疫合格的出境动物签发动物卫生证书和出境货物通关单或出境货物换证凭单。出境货物通关单适用于从辖区口岸直接出口的出口动物,出境货物换证凭单适用于从其他直属局辖区口岸出口的出口动物。对经检验检疫合格的出口动物,检验检疫机构签发动物卫生证书。输入国家或地区没有检验检疫要求,不需要出具证书的,直接签发出境货物通关单,予以放行。

出境动物检疫证书由授权检验检疫官员签发,加盖检验检疫机构印章方为有效。出境动物检疫证书一般使用中英文签发,如货主或其代理人有特殊要求需要使用其他语种签证的,检验检疫机构也应尽力予以配合,但必须使用中外文对照编制,以免产生误解。

出境动物检疫证书发出后,如需更改,应由报检人填写更改申请单,交回原签发的证书后,经施检部门同意可以重新签证;如证书正本或副本遗失,报检人必须书面说明理由,经法人签字、加盖公章,并在指定报社登报申明,经施检部门审核后方可重新签发证书。

📖 知识拓展

运输监管

出境动物,经启运地检验检疫机构检验检疫合格的,从启运地运往出境口岸时,交通、铁路、民航等运输部门和邮电部门凭检验检疫机构签发的单证办理承运和邮递手续;从启运地运往出境口岸的过程中,国内其他部门不再检验检疫。

检验检疫机构对检验检疫合格的出境动物可以实行监装制度。监装时,应监督对装运动物的运输工具和装运场地进行消毒处理;出口动物运输途中所用饲料、饲草及铺垫材料必须来自非疫区;确认待运动物是检验检疫合格的动物;核对出口动物品种和数量,确保货证相符。检验检疫机构认为必要时可派员随同押运人员一起,监督从启运地运往出境口岸的全过程,了解运输途中动物的健康状况,监督运输途中的防疫工作。

出口大、中动物,货主或其代理人必须派出经检验检疫机构培训考核合格的押运员负责国内运输过程的押运。押运员在押运过程中须做好运输途中的饲养管理和防疫消毒工作,不得串车,不得沿途抛弃或出售病、残、死动物及饲料、粪便、垫料等,并做好押运记录。运输途中发现重大疫情时应立即向启运地检验检疫机构报告,同时采取必要的防疫措施。出口动物抵达出境口岸时,押运员须向出境口岸检验检疫机构递交押运记录,途中所带物品和用具须在检验检疫机构监督下作有效消毒处理。

知识链接

离境检验检疫

经启运地检验检疫机构检验检疫合格的出口动物运抵口岸后,由离境口岸检验检疫机构实施临床检查或者复检。

(一)离境申报:出口动物运抵出境口岸后,货主或其代理人应向离境口岸检验检疫机构申报,属于离境口岸检验检疫机构辖区内的出口动物货主或其代理人在离境申报时应递交持启运地检验检疫机构出具的动物卫生证书和出境货物通关单;不属于离境口岸检验检疫机构辖区内的出口动物货主或其代理人在离境申报时应递交持启运地检验检疫机构出具的动物卫生证书和出境货物换证凭单,属于首次申报的,对来自注册登记饲养场的动物,还须递交出口动物饲养场检疫注册登记证正本和副本影印件向离境口岸检验检疫机构申请备案。

(二)离境查验:离境检验检疫机构受理申报后,核定出口动物数量,核对货证相符,查验检验检疫标识,并按照隔离检疫的要求实施群体临床检查和个体临床检查。

(三)签证放行:离境口岸检验检疫机构对经离境查验合格的出境动物,在启运地检验检疫机构签发的动物卫生证书上加签出境日期、数量、检疫员姓名,加盖检验检疫专用章,并根据启运地检验检疫机构出具的出境货物换证凭单,签发出境货物通关单。启运地与离境口岸属于同一直属检验检疫机构的,应核对启运地签发的出境货物通关单。

(四)收费:离境口岸检验检疫机构按国家有关规定收取检验检疫费。

(五)对进行配额管理的动物,应在核销手册上核销出口动物数量。

(六)出口动物运抵出境口岸后,不能立即出境,需要在出境口岸中转仓暂养的,货主或其代理人应报请离境口岸检验检疫机构实施中转仓检验检疫。

1.进仓申报:货主或其代理人应持启运地检验检疫机构签发的动物检疫证书一正本两副本,填写"进仓检验检疫申报单"向离境口岸检验检疫机构申报,属于首次申报的,对来自注册登记饲养场的动物,还须递交出口动物饲养场检疫注册登记证正本和副本影印件向离境口岸检验检疫机构申请备案。

2.查验单证:离境口岸检验检疫机构受理申报后,查验启运地检验检疫机构签发的动物检疫证书和出境货物换证凭单,并核对货证相符。

3.进仓检疫:动物进仓时,离境检验检疫机构核定出口动物数量,核对货证相符,查验检验检疫标志,并按照隔离检疫的要求实施群体临床检查和个体临床检查。对查验合格的,允许进仓。

4.留仓检疫:离境检验检疫机构巡仓检疫员每天两次对仓库内库存动物进行巡仓检疫,检查出口动物健康状况、饲养管理及库存数量等情况,巡检情况及时记录,发现问题及时处理。

5.出仓检疫:动物离仓出境前,货主或其代理人应报请检验检疫机构对出仓动物实施出仓检疫。出仓检疫时,检验检疫机构应进行群体临床检查和个体临床检查;对需要加施检验检疫标志的,应对标志进行检查;对检疫合格的出口动物,在启运地检验检疫机构签发的动物卫生证书上加签出境日期、数量、检疫员姓名,并加盖检疫放行章,签发出境货物通关单,允许装车启运。

6.监装:检验检疫机构认为必要时,可对出仓动物实施监装制度。监装时,应确认出口动物来自检验检疫机构注册的饲养场和中转仓,临床检查无任何传染病、寄生虫病症状和伤残情况,并核对出口动物品种、数量无误,检验检疫标志完善的,予以放行,否则,不予出口。

(七)出口动物由中转仓运抵出境口岸后,应再次接受出境口岸现场检验检疫机构实施的临床检查或者复检。临床检查不合格或有其他情况,需进一步做隔离检疫和实验室检验的,必须在检验检疫机构指定的隔离场进行隔离检疫,并抽样做实验室检验。检查合格的,予以放行;否则,不予出口。发现重大疫情的,货主或其代理人应积极协助检验检疫机构及时扑灭疫情,检验检疫机构应同时通知当地防疫部门做好防疫工作,并报告国家质检总局,通知启运地检验检疫机构。

操作实务

出境动物报检

输出动物的货主或其代理人应在动物出境前向启运地检验检疫机构预报检(一般种用大、中动物 45 天,种用禽鸟类和水生动物 30 天,食用动物 10 天),提交输入国法定和贸易合同规定的动物检验检疫要求以及与所输出动物有关的资料。在隔离检疫前一星期填写出境货物报检单,并持贸易合同、信用证、货运单、发票等资料向启运地检验检疫机构正式报检。

对输入国要求中国对向其输出的动物饲养单位注册登记的,货主或其代理人在报检时须提交出口动物饲养场注册登记证,输出属于国家规定的保护动物的,货主或其代理人须提交国家濒危物种进出口管理机构核发的允许出口证明书;输出种用畜禽的,货主或其代理人应提交农牧部门出具的种用动物允许出口证明书;输出实验动物的,货主或其代理人须提交国家科技行政主管部门核发的允许出口证明书;输出观赏鱼类的,货主或其代理人尚须有养殖场供货证明、养殖场或中转包装场注册登记证和委托书。

出境伴侣动物,货主在离境前持所在地县级以上农牧部门出具的动物健康证书及狂犬病疫苗接种证书向离境口岸检验检疫机构报检,每位旅客限带 1 只伴侣动物出境。

出境展览动物、竞技动物,货主或其代理人应在动物出境前 30 天持目的地国家或地区官方出具的允许展出演出证明书、展出演出合约、所在地检验检疫机构或县级以上农牧部门出具的动物健康证书、国家濒危物种进出口管理机构核发的允许出口证明书向出境口岸检验检疫机构报检。

检验检疫机构受理报检后,应核对出口动物饲养场注册登记号、出口公司备案资料、合同或信用证、发票及其他必要的单证,经审核符合出境检验检疫报检规定的,接受报检。否则,不予受理。

实务操作提示

装载动物出境的回空车辆进境时,应在进境口岸检验检疫机构设置的消毒场所并在该机构的监督下对车辆整体、笼具、饲用工具等进行消毒处理,以防止将动物疫情传入国内。

基础知识2

出境动物产品及其他检验物

一、定义及范围

本章节所指出境动物产品是指中华人民共和国向国外或港澳特区输出未经加工或虽经加工但仍有可能传播有害生物,危害农牧渔业生产的发展和人体健康的来自动物的皮张类、毛类、骨蹄角、明胶、蚕茧、饲料用乳清粉、鱼粉、骨粉、肉粉、肉骨粉、血粉、油脂以及未列出的动物源性饲料及添加剂、动物源性中药材以及动物源性复合肥等非食用性动物产品。(出境食用性动物产品在食品卷中叙述)

(一)皮张类

指牛皮、马皮、驴皮、山羊皮、绵羊皮、猪皮、兔皮、鹿皮、黄鼬皮、香鼠皮、灰鼠皮、艾虎皮、旱獭皮、水貂皮、蓝狐皮、蟒皮、蛇皮、鸵鸟皮等生皮、盐干皮及盐湿皮。

(二)毛类

指绵羊毛、山羊毛、兔毛、牦牛毛、驼毛、猪鬃毛、马鬃毛、黄狼尾毛、鸡毛、鸭毛、鹅毛、火鸡毛、孔雀尾毛、羽毛、山羊绒、牦牛绒、驼绒、羽绒、鸭绒等;根据加工程度分为原毛、洗净毛、碳化毛、毛条。

(三)骨蹄角及其产品类

指鹿角、鹿茸、羚羊角等动物角类,虎骨、豹骨、牛骨、羊骨、猪骨等动物骨类,动物蹄壳、贝壳、龟板、玳瑁、明胶等。

(四)其他非食用动物源性产品

是指动物油脂、动物粉类、动物源性中药材、动物源性复合肥等。动物油脂是指未炼制或已炼制的动物性的工业用油脂肪,如牛、羊、猪、禽油脂等;动物粉类主要用于饲料,如肉骨粉、鱼粉、血粉、乳清粉、羽毛粉、贝壳粉等;动物源性中药材如羚羊角、麝香、鹿茸等。

操作常识

检验检疫依据

(一)有强制性的国家标准或检验检疫标准的,按照相应的标准进行检验检疫。

(二)没有强制性的国家标准或检验检疫标准的,按照对外贸易合同签订的标准进行检验检疫;凭样成交的,应当按照贸易双方确认的样品进行检验检疫。

(三)强制性的国家标准或检验检疫标准低于对外贸易合同签订的标准的,按照对外贸易合同签订的标准进行检验检疫。

(四)法律、行政法规未规定有强制性的国家标准或检验检疫标准,对外贸易合同也未约定检验检疫要求或检验检疫要求不明确的,按照国家质检总局对此类产品的规定进行检验检疫。

实务操作提示

施检部门检验检疫

(一)施检员审核单证

1.审核所附合同、信用证、厂检合格单是否齐全,其商品品名、规格、数量、重量与报检单是否相符。

2.审核出口国别,了解进口国相关检验检疫要求。

(二)现场检验检疫

1.检查发货单位是否按合同要求将货配齐;唛头标识是否清晰;商品品名、规格、数量、重量、包装要求是否与单证相符。

2.检查出口动物产品的生产、加工过程是否符合相关要求。

3.检查产品储藏情况是否符合相关规定。存储仓库应做到清洁干燥、保持通风、温度适宜,并有防腐、防虫措施。

4.采样。采样由检验检疫机构负责,货主或代理人应协助采样工作。

A.根据相应标准或合同指定的要求进行采样,并出具抽采凭证。

B.样品应具有代表性、典型性、随机性,样品应代表或反映货物的真实情况,并满足检验检疫的需要。

C.抽样数重量应符合相应的标准,不得低于最低采样量,也不得高于最高采样量。

D.样品的保存温度和条件以及送样时间,应符合规定的要求。

5.根据国家相关法规,对必须进行熏蒸消毒的出境动物产品,要监督进行定点熏蒸消毒。

操作实务2

出境动物产品报检

(一)报检范围

凡我国法律法规规定必须由出入境检验检疫机构检验检疫的,或进口国家或地区规定必须凭检验检疫机构出具的证书方准入境的,或有关国际条约规定须经检验检疫的出境动物产品,均应向当地出入境检验检疫局报检。

(二)报检时限

出境非食用性动物产品最迟应于报关或装运前7天报检,对出口有特殊检验检疫要求而使检验检疫周期较长的货物,应留有相应的检验检疫时间。

（三）报检应附证单

1.按规定填写的出境货物报检单。

2.对外贸易合同(售货确认书或函电)、信用证、发票、装箱单等必要的单证。

3.必要时,生产者或经营者须提供出口动物产品的检验合格证或检测报告。

4.凭样成交的出境非食用性动物产品,应提供经买卖双方确认的样品。

（四）审核单证

接受报检后,检务人员会仔细检查报检单内容是否填写完整、准确,所附单证是否齐全、一致和有效,检验检疫依据是否明确、有无特殊要求。

操作程序

动物产品检验检疫出证程序

（一）根据现场检验检疫、感官检验检疫和实验室检验检疫结果,进行综合判定。填写出境货物检验检疫原始记录,内容包括:检验检疫时间、地点、检验检疫依据、品名、数重量、抽样数量、出口国别、注册号、现场检验检疫情况、核销箱单情况、检验检疫人员、评定意见等。

（二）对判定为合格的,允许其产品出境。

（三）对判定为不合格的,不准其产品出境。个别动物产品经过消毒、除害,以及再加工、处理后合格的,准允出境;无法进行消毒、除害处理,或者再加工仍不合格的,不准出境。

（四）拟证。包括出境货物通关单、兽医卫生证书等,货物离境口岸不在出证检验检疫机关所在地的,还须出具出境货物换证凭单。证书内容包括:证书名称、品名、数量、重量、收发货人名称、地址、港口、运输方式、卫生注册编号、生产加工企业地址、生产及检验检疫时间、包装标识、证明内容、签证日期、签证地点、官方兽医签字等。

（五）按规定收取相应的检验检疫费用。

（六）缮印相关证单。

知识链接

出境口岸检验检疫

对检验检疫出证机关和货物离境口岸检验检疫机关分属不同地方管辖的,当出境动物产品运至出境口岸时,出境口岸检验检疫机关一般按下列规定处理:

（一）启运地原车(含陆运、空运、海运)直运出境的,由出境口岸检验检疫机构验证放行。

（二）出境动物产品到达出境口岸，超过检验检疫规定有效期限的，需要向出境口岸检验检疫机构重新报检。

（三）出境动物产品到达出境口岸后，需改换包装或者拼装、更改输入国家或地区，而更改后的输入国家或地区又有不同检疫要求的，均须向出境口岸检验检疫机构重新报检。

基础知识3

过境动物及其产品检验检疫

境外动物、动物产品在事先得到批准的情况下，允许途经中华人民共和国国境运往第三国，称为过境。出入境检验检疫机关对过境动物、动物产品的检疫称为过境检疫。《中华人民共和国动植物检疫法》及其实施条例规定，要求运输动物过境，必须事先商得中国国家检验检疫机关同意，并按照指定的口岸和路线过境；动物产品必须以原包装过境，在我国境内换包装的，按入境产品处理。检验检疫机关对过境动物和动物产品依法实施检验检疫和全程监督管理。

操作实务3

过境动物的检验检疫

过境动物必须是经输出国（地区）检验检疫合格的，并有输出国（地区）官方机构出具的动物检疫证书。过境动物须办理的检验检疫手续包括：

（一）办理过境检疫审批

动物入境前，货主或其代理人须直接向中国国家质检总局提出动物过境检疫申请，按要求填写中华人民共和国动物过境检疫申请表，说明拟过境的路线，并提供以下资料：

1.输出国官方机构出具的动物检疫证书。

2.目的地或运输途经下一个国家、地区官方机构出具的动物进境检疫许可证或动物接收证复印件。

有以下情况之一者，过境申请不被批准：

1.输出国家、地区或进入中国国境前所途经国家、地区发生《中华人民共和国入境动物一、二类传染病、寄生虫病名录》中的一类动物传染病、新发疫病或其他严重威胁我国畜牧业和人体健康的疾病，拟过境动物属该疫病的易感动物的。

2.无输出国家或地区官方检验检疫证书的。

3.无目的地或运输途经下一个国家或地区官方机构出具的动物进境检疫许可证或动物接收证的。

（二）入境报检

动物进境前或进境时，承运人或押运人应向动物过境检疫许可证指定的入境口岸检

验检疫机构报检,并提供以下资料:

1. 货运单;

2. 有效的输出国家或地区官方动物检疫证书正本;

3. 输出国(地区)或途经国(地区)官方机构出具的过境动物使用饲料、铺垫材料检疫证书正本;

4. 国家质量监督检验检疫总局签发的动物过境检疫许可证。

无有效的动物过境检疫许可证及输出国家或地区官方机构出具的动物检疫证书的,入境口岸检验检疫机构将不予受理报检,动物不得过境。

(三)入境口岸现场检验检疫

动物到达前货主或其代理人要提前预报准确的到港时间,并做好通关和接卸准备。动物到达入境口岸后,口岸检验检疫人员将对过境动物实施现场检验检疫,未经现场检验检疫合格,任何人不得擅自将动物卸离运输工具。现场检验检疫工作主要包括以下内容:

1. 登机(轮、车)了解动物启运时间、港口、途经国家或地区,并与动物过境检疫许可证的有关要求进行核对。向承运人了解饲养管理、发病、死亡及饲料等情况。

2. 查验输出国(地区)官方检疫证书、货运单、贸易合同等,核对货证是否相符。

3. 检查装载过境动物的运输工具、笼具是否完好以及是否能防止渗漏。动物在吸血昆虫活动季节过境时,其运输工具、笼具还须具备有效的防护设施。

4. 在指定的场所对过境动物进行临床检查,观察动物是否有传染病症状、死亡、流产、异常排泄物等。有传染病症状的,采样送检验室检验。

5. 对装载过境动物的运输工具、笼具、接近动物的人员,以及被污染的场地作防疫消毒处理;对过境动物的尸体、排泄物、铺垫材料及其他废弃物按防疫要求进行无害化处理。经现场检验检疫合格的,同意卸离运输工具,运往指定的出境口岸。

经现场检疫合格的,由入境口岸检验检疫机构签发入境货物通关单,将过境动物调离到出境口岸。通关单上注明动物过境期间的检疫防疫要求。

如在现场检验检疫中发现以下情况,分别作如下处理:

1. 货证不符或不能提供有效输出国(地区)官方检疫证书的,不准过境。

2. 临床检查发现动物急性死亡或有《中华人民共和国入境动物一、二类传染病、寄生虫病名录》中所列的一、二类动物传染病、寄生虫病症状的,全群动物不准过境。

3. 经检查发现运输工具、笼具有可能造成途中散漏的,承运人或押运人应按检验检疫机关的要求采取密封措施,无法采取密封措施的,不准过境。

4. 过境动物的饲料、铺垫材料受病虫害污染的,作除害处理。无法处理的,上述饲料、铺垫材料不准过境并作销毁处理。

5. 动物到达前或到达时,产地国(地区)或途经国家(地区)突发动物疫情,按国家质检总局的相关公告、禁令执行。

(四)过境期间的检疫监督

检验检疫机构对过境动物实施全程监督,主要的监管要求包括:

1.过境期间,未经检验检疫机关同意,任何人不得将过境动物卸离运输工具。

2.过境动物须按指定路线在中国境内运输,口岸检验检疫机构对其在中国境内的运输全过程实施检疫监督管理,可根据动物过境检疫许可证的要求,派员监运过境动物至出境口岸,货主或其代理人须负责监运人员的一切费用。

3.过境期间动物尸体、排泄物、铺垫材料及其他废弃物必须按照检验检疫机关的有关规定,进行无害化处理,不得擅自抛弃。

4.上下过境动物运输工具的人员须经检验检疫机关允许,并接受必要的防疫消毒处理。

5.需在中国境内添装饲料、铺垫材料的,应事先征得检验检疫机关的同意,所添装的饲料、铺垫材料应来自非疫区并符合兽医卫生要求。

动物过境途中发生一类动物传染病、寄生虫病的,全群扑杀;发生二类动物传染病、寄生虫病的,扑杀阳性动物。

(五)离境检疫

过境动物离境时,承运人或押运人凭入境口岸检验检疫机构签发的入境货物通关单向出境口岸检验检疫机构申报,出境口岸检验检疫机构验证放行,不再实施检疫。

操作实务 4

过境动物产品的检验检疫

动物产品过境无须事先取得检疫许可证。承运人或押运人可在动物产品入境前或入境时向入境口岸检验检疫机构申请办理检验检疫手续。

(一)入境报检

过境动物产品入境报检须提供以下资料:

1.货运单复印件。

2.有效的输出国(地区)官方检疫证书正本。

(二)入境口岸现场检验检疫

检验检疫机构在入境口岸按以下要求对过境动物产品实施现场检验检疫:

1.登机(轮、车)查询启运时间、港口、途经国家或地区,查看航行日志。

2.查验货证,检查货物品名、数(重)量、产地、包装规格、唛头等是否与单证相符。

3.检查装载过境动物产品的运输工具、装载容器、包装是否完好以及是否能防止渗漏。

4.对装载过境动物产品的运输工具、装载容器、包装、装卸动物产品的人员,以及被污染的场地作防疫消毒处理。

5.未经检验检疫机关同意,任何人不得开拆包装或将过境动物产品卸离运输工具。

有下列情形之一者,不准过境:

1.货证不符的。

2.经检查发现运输工具、装载容器、包装有可能造成途中散漏的,承运人或押运人无法按检验检疫机关的要求采取密封措施的。

3.发现货物被一、二类病虫害污染,而又无法作除害处理的。

经现场检验检疫合格,入境口岸检验检疫机关签发入境货物通关单,同意将产品卸离运输工具,运往指定的出境口岸。过境期间,未经检验检疫机关同意,任何人不得开拆包装或将过境动物产品卸离运输工具,必要时入境口岸检验检疫机构可对过境动物产品施加封识。

(三)离境检疫

过境动物产品离境时承运人或押运人凭入境口岸检验检疫机构签发的入境货物通关单向出境口岸检验检疫机构申报,出境口岸检验检疫机构验证放行,不再实施检疫。

基础知识4

进境动物检疫审批

一、检疫审批的依据和范围

实施检疫审批是法律赋予检验检疫机关的神圣权力。《进出境动植物检疫法》第十条规定:"输入动物、动物产品、植物种子及其他繁殖材料的,必须事先提出申请,办理检疫审批手续。"第五条规定:"因科学研究等特殊需要引进动植物病原体(包括菌种、毒种等)、害虫及其他有害生物类禁止进境物的,必须事先提出申请,经国家动植物检疫机关批准。"第二十三条规定:"要求运输动物过境的,必须事先商得中国国家动植物检疫机关同意,并按照指定的口岸和路线过境。"《进出境动植物检疫法实施条例》对此也做了明确规定。《农业转基因生物安全管理条例》第三十五条规定:"农业转基因生物在中华人民共和国过境转移的,货主应当事先向国家出入境检验检疫部门提出申请,经批准方可过境转移,并遵守中华人民共和国有关法律、行政法规的规定。"以上几条规定,是动物检疫审批的法律法规依据。

国家质量监督检验检疫总局公布的《进境动植物检疫审批名录》对动物检疫审批的范围做了如下规定:

(一)进境动物及其产品

1.活动物

动物(指饲养、野生的活动物,如畜、禽、兽、蛇、龟、虾、蟹、贝、蚕、蜂等)、胚胎、精液、受精卵、种蛋及其他动物遗传物质。

2.食用性动物产品

肉类及其产品(含脏器)、动物水产品、蛋类及其制品、奶及其制品(鲜奶、奶酪、黄油、奶油、乳清粉等)。

3.非食用性动物产品

皮张类、毛类、骨蹄角及其产品、明胶、蚕茧、动物源性饲料及饲料添加剂、饲料用乳清粉、鱼粉、肉粉、骨粉、肉骨粉、油脂、血粉、血液等,含有动物成分的有机肥料。

另外,农业部和国家质检总局曾联合发文(见农牧发[2000]21 号及[2001]第 144 号),对需要办理检疫审批的动物源性饲料产品种类作了如下详细规定:动物源性饲料产品是指源于动物或产自于动物的产品经工业化加工、制作的供动物食用的饲料。包括肉骨粉、骨粉、肉粉、血粉、血浆粉、动物下脚料、动物脂肪、干血浆及其他血液产品、脱水蛋白、蹄粉、角粉、鸡杂碎粉、羽毛粉、油渣、鱼粉、磷酸氢钙、骨胶,以及用上述原料加工制作的各类饲料。

(二)特许审批品种

动物病原体(包括菌种、毒种等)、害虫以及其他有害生物,动物疫情流行国家和地区的有关动物、动物产品和其他检疫物(其他检疫物是指动物疫苗、血清、诊断液、动物性废弃物等),动物尸体。

另外,如需通过携带和邮寄《禁止携带、邮寄进境的动物、动物产品和其他检疫物名录》(农业部 1992 年 6 月 11 日公布执行)上的动物及其产品和其他检疫物,必须事先办理特许审批手续。

(三)过境动物

过境动物必须是经输出国(地区)检验检疫合格的,并有输出国(地区)官方机构出具的动物检疫证书。

(四)转基因产品

根据《农业转基因生物安全管理条例》的规定,过境的转基因动物、动物产品及微生物也须由国家出入境检验检疫部门批准。

上述审批范围不是一成不变的,国家质检总局可根据法律法规的有关规定以及国务院有关部门发布的禁止进境物名录,及时制定、调整并发布需要检疫审批的动物及其产品名录。

三、检疫审批机关

国家质检总局统一管理全国的进境动植物检疫审批工作。国家质检总局或其授权的其他审批机构(以下简称审批机构)负责签发中华人民共和国进境动植物检疫许可证和中华人民共和国进境动植物检疫许可证未获批准通知单。各直属检验检疫局(以下简称初审机构)负责所辖地区进境动植物检疫审批的初审工作。

📖 **知识链接**

检疫审批的条件

根据《中华人民共和国动植物检疫法实施条例》,符合下列条件的,方可办理进境检疫审批手续:

(一)输出国家或者地区无重大动植物疫情;

（二）符合中国有关动植物检疫法律、法规、规章的规定；

（三）符合中国与输出国家或者地区签订的有关双边检疫协定（含检疫协议、备忘录等）。

近年来，我国先后与美国、加拿大、英国、法国、德国、荷兰、比利时、丹麦、芬兰、澳大利亚、新西兰、以色列、日本、南非、纳米比亚、津巴布韦等国签订了双边输入动物、动物产品的协定（包括协议、条款、议定书、备忘录）300 多个，这些协定是进口动物、动物产品审批所要求的核心内容。

操作程序

检疫审批程序

根据《进境动植物检疫审批管理办法》的规定，检疫审批程序包括申请、审核批准、许可证管理使用规定。

（一）申请

1.申请单位的资格

申请办理检疫审批手续的单位（以下简称申请单位）应当是具有独立法人资格并直接对外签订贸易合同或者协议的单位。

过境动物和过境转基因产品的申请单位应当是具有独立法人资格并直接对外签订贸易合同或者协议的单位或者其代理人。

2.申请时间

申请单位应当在签订贸易合同或者协议前，向审批机构提出申请。

3.申请方式

申请单位可通过互联网申请（http://www.itown.net.cn），但事前申请单位必须申请一个企业数字证书（法人 key）并通过申请单位所在地直属检验检疫机构电子注册，申请手续通过上述网址办理。

4.申请单位应提交的材料

根据审批的需要，申请单位有义务向初审单位提交有关的资料。

（1）进口动物、动物遗传物质

①申请单位企业法人营业执照复印件。

②如需在临时隔离场隔离检疫，还需提供如下资料：进境动物临时隔离检疫场许可证申请表、申请报告（内容包括申请单位简介、申请进口动物的原因、进口数量、进口用途、临时隔离场的位置、环境面积、建筑物设计与卫生条件）、临时隔离场的防疫制度、临时隔离场的平面图、临时隔离场的照片。

（2）进口后在定点企业生产、加工、存放的动物产品

申请单位企业法人营业执照复印件；申请单位与定点企业签订的生产、加工、存放的合同［此项适用于当输入的动物肉类、脏器、肠衣、原毛（含羽毛）、原皮、生的骨、角、蹄、蚕茧和水产品等须在国家质检总局公布的定点企业生产、加工、存放时］；按照规定可以核销的进境动植物产品，同一申请单位第二次申请时，应当按照有关规定附上一次检疫许可证（含核销表）。

（3）进口后无须在定点企业生产、加工、存放的动物产品

这类产品如动物源性饲料、动物源性饲料添加剂等。须提供申请单位企业法人营业执照复印件；进口动物源性饲料产品时，须提供农业部颁发的产品登记证复印件；按照规定可以核销的进境动植物产品，同一申请单位第二次申请时，应当按照有关规定附上一次检疫许可证（含核销表）。

（4）感官上不能确定其原料成分

这类产品必须提供其原料成分表，加工的工艺流程。

（5）过境动物

申请单位企业法人营业执照复印件；输出国家或者地区官方检疫部门出具的动物卫生证书复印件和输入国家或者地区官方检疫部门出具的准许动物进境的证明文件。

（6）禁止进境物

因科学研究等特殊需要，引进《进出境动植物检疫法》第五条第一款所列禁止进境物的，必须提交书面申请，说明其数量、用途、引进方式、进境后的防疫措施、科学研究的立项报告及相关主管部门的批准立项证明文件；申请单位企业法人营业执照复印件。

5. 如何提交初审资料

（1）对入境后不需要实施隔离检疫和检疫监管的进境动物产品，如动物源性饲料、动物源性饲料添加剂等，向入境口岸直属检验检疫局申请初审。

（2）对入境后需要实施隔离检疫和检疫监管的进境动物及其产品，如活动物、原皮、原毛、原羽毛/绒、生骨、生蹄、生角、明胶、特许审批类等，向使用地直属检验检疫局申请初审。

（3）蓝干皮、蓝湿皮、已揉制毛皮、洗净毛、毛条、炭化毛、水洗羽毛、水洗羽绒、蚕丝等不需要初审。

6. 许可证申请表的填写说明

（1）本申请表须如实填写；

（2）申请进境动植物的应填写数量及计量单位，申请进境动植物产品的应填写重量及其计量单位；

（3）"产地"填产地国家或地区；

（4）"出境口岸"和"出境日期"适用于申请过境动物时填写；

（5）"指运地"指进境检疫物在我国办理结关手续的地点；

(6)"目的地"指进境检疫物的最终到达地。如申请过境动物检疫审批,则填写输入国家地区或地区及其入境口岸;

(7)"运输路线与方式"指检疫物离开输出国或地区到目的地的运输路线和运输方式;

(8)"隔离检疫场所"指出入境检验检疫机关批准的动物进境后的隔离检疫场所。

(二)审核批准

1.初审机构对申请单位检疫审批申请进行初审的内容

(1)申请单位提交的材料是否齐全,所填进境动植物检疫许可证申请表各项是否正确,注意进境动物产品的名称和HS编码必须明确。

(2)输出和途经国家或者地区有无相关的动植物疫情。

(3)是否符合中国有关动植物检疫法律法规和部门规章的规定。

(4)是否符合中国与输出国家或者地区签订的双边检疫协定(包括检疫协议、议定书、备忘录等)。

(5)进境后需要对生产、加工过程实施检疫监督的动植物及其产品,审查其运输、生产、加工、存放及处理等环节是否符合检疫防疫及监管条件,根据生产、加工企业的加工能力核定其进境数量。

(6)可以核销的进境动植物产品,应当按照有关规定审核其上一次审批的检疫许可证的使用、核销情况。

(7)同一申请单位对同一品种,同一输出国家或者地区,同一加工、使用单位,一次只能办理一份检疫许可证。

(8)如果国家质检总局或初审机构需要对拟进口检疫物做进一步了解,货主或其代理人有义务提供样品和资料进行检测或进行风险分析。

2.签署初审意见

初审合格的,由初审机构签署初审意见。同时对考核合格的动物临时隔离检疫场出具进境动物临时隔离检疫场许可证。对需要实施检疫监管的进境动植物产品,必要时出具对其生产加工存放单位的考核报告。由初审机构将所有材料上报国家质检总局审核。初审不合格的,将申请材料退回申请单位。

3.审批许可

国家质检总局根据审核情况,自收到初审机构提交的初审材料之日起30个工作日内签发检疫许可证或检疫许可证申请未获批准通知单。

属于过境的转基因动物、动物产品的审批,国家质检总局将自收到申请单位申请之日起270日内做出批准或者不批准的决定,并通知申请单位。

申请单位领取检疫许可证时,应交纳检疫审批费,每份检疫许可证收费标准为20元。

(三)许可证管理使用规定

1.有下列情况之一的,申请单位应当重新申请办理检疫许可证:

(1)变更进境检疫物的品种或者超过许可数量百分之五以上的；

(2)变更输出国家或者地区的；

(3)变更进境口岸、指运地或者运输路线的；

(4)变更生产、加工、使用、存放单位的。

2.有下列情况之一的，检疫许可证失效、废止或者终止使用：

(1)超过有效期的自行失效；

(2)在许可范围内，分批进口、多次报检使用的，许可数量全部核销完毕的自行失效；

(3)国家依法发布禁止有关检疫物进境的公告或者禁令后，已签发的有关检疫许可证自动废止；

(4)申请单位违反检疫审批的有关规定，国家质检总局可以终止已签发的检疫许可证的使用。

注意事项

(一)检疫许可证的有效期分别为3个月或者一次有效。除对活动物签发的检疫许可证外，不得跨年度使用。

(二)检疫许可证一式四联，第一联由货主保存，第二联由入境口岸检验检疫机关保存，第三联由目的地检验检疫机关保存，第四联由国家质检总局存档。

(三)申请单位取得检疫许可证后，一要认真核对申请单位名称、动物进境后的隔离场所、进口国家、进境口岸是否正确；二要搞清楚许可证生效日期。一般进境动物检疫许可证从签发之日起一个月后开始生效，以便输出国在此期间按中方要求实施检验检疫；三要仔细查看审批检疫要求，最好将此检疫要求列入合同中，最次也需把中国官方的审批检疫要求告知输出国货主，以便按此要求检疫和出证。否则，货物到达口岸时，会因检疫证书不符合审批要求而遭退货或销毁处理。

(四)报检单位凭有效检疫许可证第一联向口岸出入境检验检疫机关办理进境报检手续。

(五)一份检疫许可证只能用于一批动物的进口。一批动物是指同一发货人、同一收货人、同一运输工具、同一时间到达的动物。

(六)按照规定可以核销的进境动物产品，在许可数量范围内分批进口、多次报检使用检疫许可证的，进境口岸检验检疫机构应当在检疫许可证所附检疫物进境核销表中进行核销登记。

(七)申请单位取得许可证后，不得买卖或者转让。口岸检验检疫机构在受理报检时，必须审核许可证的申请单位与检验检疫证书上的收货人、贸易合同的签约方是否一致，不一致的不得受理报检。

小结

```
                      报检
                       │
                       ▼
                   资料审核  ──N──→  退回
                       │
                       │Y
                       ▼
                   受理报检
                       │
                       ▼
                     分单
                       │
                       ▼
                 检验检疫准备
                       │
                       ▼
                   现场检疫
                       │
                       ▼
                   合格判定  ──N──→  不予放行
                       │
                       │Y
         ┌─────────────┤
         │             ▼
         │          抽样送样
         │             │
         │             ▼
         │         实验室检测
         │             │
         │             ▼
         │          合格判定  ──N──→  不予放行
         │             │
         │             │Y
         │             ▼
         └──→  放行／出具检验检疫单证
                       │
                       ▼
              口岸查验（口岸局）
```

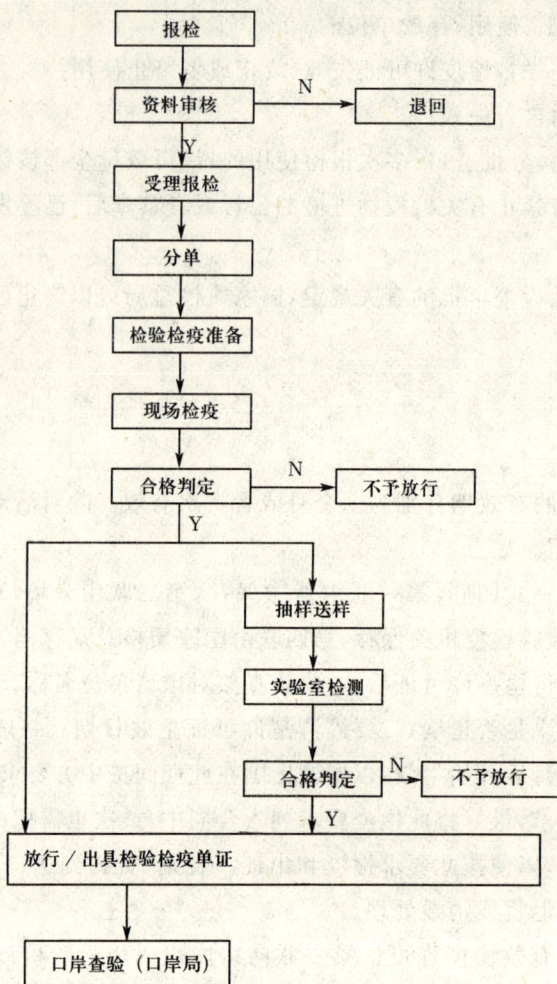

出境动物及动物产品检验检疫流程图

学习项目八 8

出境植物及其产品的报检

📖 **基础知识**

出境植物报检范围和种类

(一)出境植物及其产品范围

1. 贸易性出境植物、植物产品及其他检疫物。

2. 作为展览、援助、交换、赠送等用途的非贸易性出境植物、植物产品及其他检疫物。

3. 进口国家或地区有植物检验检疫要求的出境植物产品。

4. 以上出境植物、植物产品及其他检疫物的装载容器、包装物及铺垫材料。

(二)主要出境植物及其产品种类

1. 植物:是指栽培植物、野生植物及其种子、种苗和其他繁殖材料等。植物种子、种苗和其他繁殖材料是指栽培、野生、水生的可供繁殖的植物全株或者部分,如植株、苗木(含试管苗)、果实、种子、砧木、接穗、插条、叶片、芽体、块根、块茎、鳞茎、球茎、花粉、细胞培养材料等。

2. 植物产品:是指来源于植物未经加工或虽经加工但仍有可能传播病虫害的产品,如粮食、豆、棉花、油、麻、烟草、籽仁、干果、鲜果、蔬菜、干鲜食用菌、生药材、木材、竹、藤、柳、草、芒、饲料等。

3. 其他检疫物:主要指植物性废弃物,如加工后产生的植物性下脚料。

4. 其他类:包括栽培介质等。

5. 植物性包装及铺垫材料,如木质包装、垫草等。

📖 **操作常识**

出境植物检验检疫依据

(一)中国政府与输入国或地区政府签订的双边检验检疫协议、议定书、备忘录等规定的检验检疫要求;

（二）中国法律、法规和国家质检总局规定的检验检疫要求；

（三）输入国家或地区入境植物产品的检验检疫要求或强制性检验要求；

（四）贸易合同或信用证订明的检疫要求。

操作实务

出境植物及其产品检验检疫工作程序

（一）卫生注册

1.检验检疫机构对输入国要求中国对向其输出的植物产品的生产、加工、存放单位注册登记的，检验检疫机构可以实行注册登记，并报国家质检总局备案。

2.检验检疫机构对供港澳蔬菜的菜场、收购站实行注册登记制度。

（二）受理报检

1.货主及其代理人报检时，应以电子报检方式或纸面填写报检单方式向检验检疫机关申报，并随附贸易合同或协议、信用证、发票、生产企业检验报告等。有特殊检疫要求的，要在报检单上注明。

2.检验检疫工作人员对报检单及随附单证审核，符合报检规定的，受理报检。

3.检疫合格的出境植物及其产品，有下列情况之一者，应当重新报检：更改输入国家或地区，更改后输入国家或地区有不同检疫要求的；改换包装或原来未拼装后来拼装的；超过检疫规定有效期的。

（三）现场检验检疫

1.工作准备

（1）查验人员应复审有关报检资料。

（2）确定采用的检验检疫标准和抽样方法。

（3）确定现场检验检疫时间、地点、人员。

2.现场查验

检验检疫人员到指定的货物停放场地检验检疫，核对货单、唛头标志和数量、重量，检查植物产品及其包装是否符合有关检验检疫要求、有无受病虫害侵染，并按规定采取代表样品供实验室检测用。

货主或其代理人必须在场，并提供往返车辆、辅助人力和用具，负责搬移、开拆、倒包、恢复包装等。

（1）现场核查。主要核查实际货物与报检货物是否相符，包括货物的数重量、唛头标记、批次代号等。

（2）环境检查。主要检查出境植物产品周围环境及包装外表和铺垫材料有无害虫及害虫排泄物、蜕皮壳、虫卵、虫蛀为害痕迹等，发现有害生物或可疑的，采集样本带回实验室进一步鉴定。

（3）货物检查。主要包括以下几种方法，要根据货物的具体情况确定实际的查验方式。

①感官检查。打开应检物包装,通过肉眼或手持放大镜,直接观察出境植物产品有无掺杂使假,有无腐败变质,有无虫体、软体动物、菌瘿、杂草籽或病斑、蛀孔等有害生物的为害状。

②过筛检查。用不同孔径的规格筛进行筛检,在筛下物和筛上物中仔细检查和收集掺杂物、杂质和害虫、茧、菌瘿、杂草等,装入指形管,携回室内鉴定。

③剖开检查。用解剖刀或剪子剖开受害的可疑部分,检查品质情况或查找虫体、菌核、菌瘿等。

④倒包检查。将出境植物产品倒出后检查,检查包装内货物的品质情况,检查层缝隙有无隐藏害虫。倒包数量从抽样件数中视需要而定。

3.抽取样品

按规定抽取样品,填写送样单,随样品一并送实验室检测。

4.填写现场检验检疫记录单

5.结果登记

将检验检疫结果在业务管理子系统中进行登记。

(四)监督管理

1.检验检疫机构对出境植物产品的生产、加工、装卸、运输、储存等过程实施检疫监督管理。

2.国外有特殊检验检疫要求,如疫情监测、农残指标的,应按要求在植物生长期间做好有害生物疫情监测及防治工作,有效控制农药使用等。

3.从事出境植物检疫熏蒸等检疫处理业务的单位和人员必须经检验检疫机关考核合格,检验检疫机关对熏蒸等检疫处理工作进行监督、指导。

(五)实验室检验

按照输入国、双边协定和我国规定的要求和项目实施检验,山具检验鉴定结果报告单。

(六)检验检疫处理

1.经检验检疫发现不符合出境检疫规定的货物,由出入境检验检疫机关签发检疫处理通知单,通知货主或其代理人分别作加工整理、检疫处理,经复检合格或改作他用后方可出境;对检验检疫不合格又无有效方法除害处理的,不准出境。

2.货主或其代理人要求对货物实施检疫处理的,出入境检验检疫机构根据货主或其代理人的申请和输入国的要求提出处理意见,由检验检疫处理机构实施处理。

(七)出证与放行

1.检验检疫合格的,出具出境货物通关单或出境货物换证凭单。

2.根据政府间双边植物检验检疫协定、协议和备忘录或输入国要求,经检验检疫合格的,出具植物检疫证书或检验证书、卫生证书。

3.经认可的检疫处理合格后,出具熏蒸/消毒证书或植物检疫证书。

(八)口岸查验换证

1.货主或者其代理人应当在出境货物换证凭单有效期内向出境口岸检验检疫机构申

请换发出境货物通关单；超过出境货物换证凭单有效期的，货主或者其代理人应当向出境口岸检验检疫机构重新报检。

2.出境口岸检验检疫机构按照 1‰～3‰的比例抽查，核对货证，经查验货证相符的，换发出境货物通关单，经查验货证不符的，不准出境。

小 结

（报检审单）

报 检 → 审单 → 不合格，补齐资料

审单 合格 → 计费 → 收费

产地检验检疫 → 现场检验检疫 → 室内检测 → 检验检疫处理

口岸换证 → 按 1%～3% 抽查 → 核查货证 / 验证

（查验处理）

检验检疫处理 → 结果评定 → 合格 / 不合格

核查货证 不合格 / 合格

（签证归档）

出具证单 / 不准出境 / 换证放行

归档

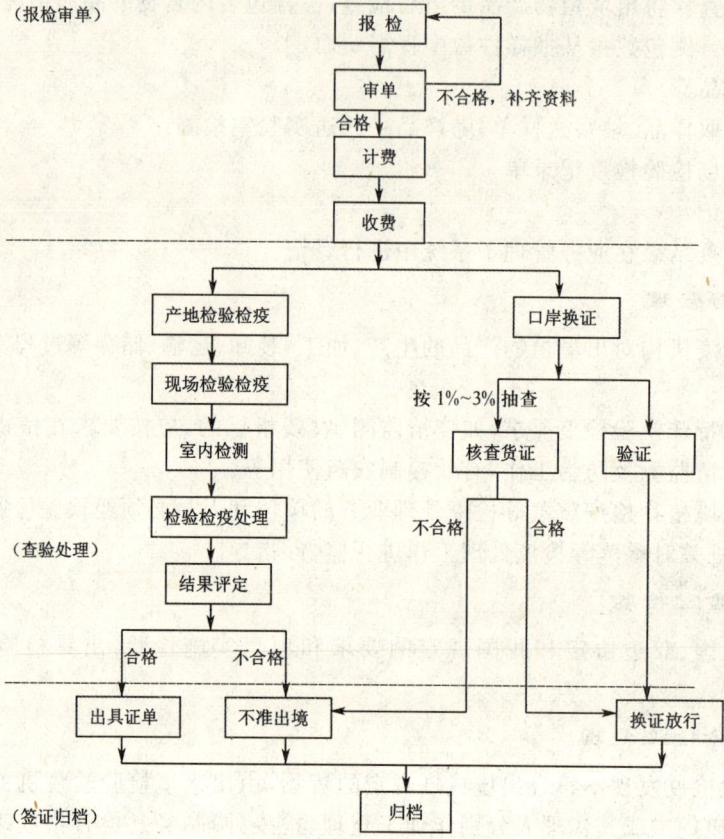

出境植物产品检验检疫一般流程

模块三

进口报检业务操作

学习项目一

入境动物及其产品的报检

1

进境动物报检范围

进境动物是指饲养、野生的活动物。如,畜、禽、兽、蛇、龟、鱼、虾、蟹、贝、蚕、蜂等。根据检疫管理的不同,动物又可分为大中动物和小动物。其中大中动物包括黄牛、水牛、牦牛、犀牛、马、骡、驴、骆驼、象、斑马、猪、绵羊、山羊、羚羊、鹿、狮、虎、豹、猴、豺、狼、貉、河马、海豚、海豹、海狮、平胸鸟(包括鸵鸟、鸸鹋和美洲鸵)等动物;小动物包括犬、猫、兔、貂、狐狸、獾、水獭、海狸鼠、鼬、实验用鼠、鸡、鸭、鹅、火鸡、鹌、雉鸡、鸽、各种鸟类等动物;水生动物和两栖爬行动物如鱼(包括种苗)、虾、蟹、贝、海参、海胆、沙蚕、海豆芽、酸酱贝、蛙、鳖、龟、蛇、蜥蜴以及珊瑚类等,在检疫上一般作为动物的另一个类别。此外,根据用途不同,入境动物又可分为种用动物、屠宰用动物、演艺动物、伴侣动物等,其中演艺动物特指入境用于表演、展览、竞技,而后须复出境的动物;入境伴侣动物特指由旅客携带入境作为伴侣的犬、猫等。

检验检疫依据

进境动物检疫的依据包括两个方面,一是中国的有关法律法规,即《中华人民共和国进出境动植物检疫法》、《中华人民共和国进出境动植物检疫法实施条例》及其他规定。这里所称的其他规定是指国务院或进出境动物主管部门颁布的法规、规章和规范性文件,这些规定是在遵循检疫法及其实施条例的原则基础上,对动物检疫的某项工作作出专项规定,如经国家质量监督检验检疫总局颁布的《入境动物检疫管理办法》、《进口鱼检疫工作程序(试行)》、《进口虾检疫工作程序(试行)》和《进口蛙检疫工作程序(试行)》、《入境演艺动物检疫管理办法》、《中华人民共和国农业部、中华人民共和国海关总署关于旅客携带伴侣犬、猫入境的管理规定》等。

进境动物检疫的另一个依据是我国与输出国家或地区所签订的双边动物检疫议定书（包括协定、备忘录、检疫条件等）。目前中国政府和荷兰、蒙古、朝鲜、阿根廷、乌拉圭、巴西等国政府签署了动物检疫和动物卫生合作协定；并先后与美国、加拿大、阿根廷、乌拉圭、巴西、日本、新西兰、澳大利亚、泰国、蒙古、英国、法国、丹麦、德国、荷兰、意大利、奥地利、芬兰、以色列、博茨瓦纳、津巴布韦、俄罗斯、哈萨克斯坦等国家签署了双边输入、输出牛、羊、猪、马、禽、兔等动物及动物产品的单项检疫议定书共 100 多个。

知识拓展

进境动物的检疫疫病

动物疫病的种类纷繁复杂，那么，动物进境时究竟需要检疫哪些疫病呢？这些疫病又是如何确定的？其实，进境动物的检疫疫病也是由《中华人民共和国进出境动植物检疫法》以及我国与动物输出国或地区签订的双边检疫议定书确定的。《中华人民共和国进出境动植物检疫法》规定一类、二类动物传染病和寄生虫病必须检疫。其第十八条规定：一类、二类动物传染病和寄生虫病名录由国务院农业行政主管部门制定并公布。1992 年 6 月 8 日农业部公布了《中华人民共和国入境动物一、二类传染病、寄生虫病名录》，规定了对入境动物和动物产品检疫的疫病共 97 种，其中一类病 15 种，二类病 82 种。1999 年 2 月 12 日农业部又公布了一、二、三类动物疫病病种名录，其中一类动物疫病 14 种，二类动物疫病 61 种，三类动物疫病 41 种，共 116 种疫病。国家对进口动物疫病名录的确定，主要是依据该病对国内畜牧业、渔业生产影响的危害程度和该病在我国的分布情况，同时参考国际组织的规定。

操作实务

进境动物报检程序

（一）进境动物检疫许可证的申请

《中华人民共和国进出境动植物检疫法》第十条规定，输入动物，必须事先提出申请，办理检疫审批手续。检疫审批应在贸易合同或协议签订前办妥。检疫审批手续由货主或其代理人向国家质检总局申请，国家质检总局根据对申请材料的审核及输出国家的动物疫情、我国的有关检疫规定、动物输出国或地区是否与我国签订双边检疫协定等情况，确定是否同意动物进境。同意进境的，签发中华人民共和国动物进境检疫许可证。对于未与我国签订双边检疫议定书的国家或地区，不允许引进动物。

（二）境外产地检疫

为确保引进的动物健康无病，出入境检验检疫机关视进口动物的品种（如猪、马、牛、羊、狐狸、鸵鸟等种畜、禽）、数量和输出国的情况，依照我国与输出国家或地区签署的动物检疫议定书规定,可以派兽医赴输出国或地区执行检疫任务。

(三)报检

为确保检疫工作的质量,《中华人民共和国进出境动植物检疫法实施条例》规定,输入动物必须提前报检。输入种畜禽,货主或其代理人应在动物入境前 30 天报检;输入其他动物,货主或其代理人应在动物入境前 15 天报检。

携带伴侣动物入境的旅客,每人携带的动物数量仅限 1 只(头)。未能提前报检的,可在入境时向检验检疫机关报检。

(四)入境现场检疫

动物到达入境口岸时,由现场检疫人员登上运输工具,检查运输记录、审核动物检疫证书、核对货证,对动物进行临诊观察和检查。运输、接卸动物的工具、动物排泄物、废水、铺垫物、外包装物和接卸场地须经消毒处理或无害化处理。现场检疫合格的,由检疫人员将动物押运至指定的国家入境动物隔离场或经检验检疫机关认可的临时隔离场作隔离检疫。

(五)隔离检疫

进境动物必须在隔离场进行隔离检疫。输入马、牛、羊、猪等种用或饲养动物,须在国家质检总局设立的进境动物隔离场进行隔离检疫。目前,国家质检总局在北京、天津、上海、广州设有进境动物隔离场;输入其他动物,须在国家质检总局批准的进境动物临时隔离场进行隔离检疫。在隔离检疫期间,检验检疫机关负责对进境动物监督管理,货主或其代理人必须依照规定派专人负责饲养管理的全部工作。根据法律规定,大中动物的隔离期为 45 天,小动物隔离期为 30 天,经国家质检总局批准,可延长隔离检疫时间。

(六)检疫处理

进境动物根据现场检疫、隔离检疫和实验室检验的结果,进行不同的处理。经检疫合格的动物,准予入境。

检出《中华人民共和国进境动物一、二类传染病、寄生虫病名录》中一类病的,全群动物禁止入境,作退回或销毁处理;检出《中华人民共和国进境动物一、二类传染病、寄生虫病名录》中二类病的阳性动物禁止入境,作退回或销毁处理,同群的其他动物放行。检疫中发现有检疫名录以外的传染病、寄生虫病,但国务院农业行政主管部门另有规定的,按规定实施处理。

基础知识2

进境非食用动物产品检验检疫

(一)定义及范围

进境非食用动物产品是指列入《出入境检验检疫机构实施检验检疫的进出境商品目录》必须进行检验检疫,来源于动物但非供人类或动物食用的动物产品,如皮张、毛类(含羽毛、羽绒)、骨(含牙)、蹄、角(不含鹿茸)、油脂、动物源性饲料、明胶、腺体、组织液、分泌物、蚕产品、蜂产品、水产品等及其制品、含动物成分的有机肥料。

(二)风险分析

属首次向我国出口非食用动物产品的国家或地区,都必须经过国家质检总局对该国家或地区进行风险分析,申请单位有义务配合提供有关材料。

(三)分类管理

凡进口进境非食用动物产品检验检疫管理分类表中 A 类的动物产品,在受理报检、完成单证审查和必要的预防性消毒之后,被调离到目的地,由目的地检验检疫机构实施实验室检验检疫,并对其生产、加工、存放过程中的防疫工作实施监督管理。

属 B 类的动物产品在结关地经检验检疫合格后放行。

(四)定点生产、加工、存放企业的管理

1.生产、加工、存放 A 类进境非食用动物产品的企业,向国家质检总局申请成为定点企业。

2.要求成为生产、加工、存放 A 类进境非食用动物产品的企业,必须符合《A 类进境非食用动物产品生产、加工、存放企业基本兽医卫生条件》。

(五)检疫审批

进口属于《进境动植物检疫审批目录》中的非食用动物产品,应在对外签署合同或协议前依据《进境动植物检疫审批管理办法》的规定办妥中华人民共和国进境动植物检疫许可证(以下简称"许可证"),并按照"许可证"的要求在合同或协议中订明相关检验检疫要求。进口 A 类非食用动物产品的货主或其代理人在申请"许可证"时须提交申请单位与进境后的生产、加工、存放企业签署的委托进口、加工、销售合同或协议正本。

操作实务 2

进境非食用动物产品的检验检疫

(一)报检

输入非食用动物产品的货主或其代理人在货物进境前或进境时向结关地检验检疫机构报检,报检时应提供以下单证:

1.入境货物报检单。

2.国家质检总局签发的有效的检疫许可证第一联正本。

3.输出国或地区官方检验检疫机构出具的检疫证书正本。

4.贸易合同、产地证书、发票、装箱单等。

(二)现场查验

输入动物产品到达后,货主或其代理人应通知检验检疫机关派员进行现场查验。检验检疫工作人员将按规定登轮、登机或登车执行检验检疫任务。

1.查验项目及内容:

(1)查询该批货物的启运时间、港口,途经国家或地区,查看运行日志,判定是否来自禁止进口的疫区国家或地区。

(2)核对单证与货物的名称、数重量、产地、包装、唛头标志是否相符。

(3)查验有无虫害、腐败变质,容器、包装是否完好。符合要求的,允许卸离运输工具。

(4)对进口的非食用动物产品进行感官检查,查验有无腐败变质、生虫。

2.查验合格的出具入境货物通关单,运输工具的有关部位及装载货物的容器、包装外表、铺垫材料、污染场地等要进行消毒处理。

3.查验不合格的货物需作如下处理:

(1)对来自疫区国家或地区的,作退回或销毁处理。

(2)对货证不符的,作退回处理。

(3)对感官检查不合格,经除害处理后合格的按查验合格处理,对无法进行有效除害处理的,作退回或销毁处理。

(4)发现散包、容器破裂的,由货主或者代理人负责整理完好,方可卸离运输工具,并对污染的场地、物品、器具进行消毒处理。

(5)对发现活虫的,需立即封存并进行熏蒸杀虫处理。

(6)对带有木质包装、滋生植物害虫、混藏杂草种子或土壤的,同时实施植物检疫。

(三)目的地检验检疫

对需作实验室检验的,检验检疫机构根据《出入境动物检疫采样》(GB/T 18088－2000)采样,货主或其代理人应协助采样工作,采样后检验检疫机构向货主或其代理人出具抽/采样凭证[5－4(2000.1.1)]。

对于已采的样品,检验检疫机构依据国家标准、行业标准和国家质检总局的有关规定对进境非食用动物产品进行包括安全、卫生、健康、环保、反欺诈项目、数量、重量、品质、规格等方面的检验。

实验室检验检疫合格的 A 类非食用动物产品,由检验检疫机构签发入境货物检验检疫证明[5－1(2000.1.1)],可以在进境动植物检疫许可证指定的定点企业生产、加工、使用。任何单位或个人不得擅自将 A 类非食用动物产品从定点企业调运到其他地方。

2.实验室检验检疫不合格的,检验检疫机构出具检验检疫处理通知书,并监督货主或其代理人作除害、退回或者销毁处理。

3.需要索赔的,可向检验检疫机构要求出具索赔证书。

知识链接

进境非食用动物产品检验检疫的监督管理

检验检疫机构对 A 类进境非食用动物产品的生产、加工、存放过程实施监督管理制度,有关的企业和个人应配合检验检疫机构的监督管理工作。监督管理工作的内容如下:

1.确认每批进境的动物产品在定点企业加工、使用或存放。

2.检查其兽医卫生条件,落实兽医卫生防疫制度的情况。

3.督促其按照加工、使用单位申请进境产品定点生产企业资格时批准的工艺进行加工或使用。

4.督促对存放、加工或使用进境动物产品的场所、工作台、搬运工具等及时消毒处理。

5.督促对存放、加工过程中产生的下脚料、废弃物进行无害化处理。

6.督促其工作人员按照国家有关职业病防治的规定定期体检及预防接种疫苗。上下班洗手消毒更衣换鞋,工作服定期消毒处理。

7.督促其建立供核查的相关生产记录和相应的统计资料。

8.监督过程中发现其兽医卫生条件不合格以及没有落实防疫措施,根据具体情况限期整改,并整改完毕,才接受下一次报检。

9.根据需要,对生产、加工、存放的场所进行动物疫情监测。

案例分析

擅自运递进境动植物产品需引起重视

今年上半年,山东黄岛口岸共处罚动植物及其产品未经许可擅自运递案件12起,约占黄岛口岸一般程序立案的三分之一。相同性质的案件重复发生,未经许可擅自运递的违法现象需引起高度重视。

为了防止疫病疫情的输入和扩散,我国对进境的动植物及其产品规定在进境口岸或指定的地点进行检疫,改变检疫地点必须经检验检疫部门同意。未经许可,擅自运递到非检疫地的,要依法受到处罚。后果严重,引起重大疫情的,将追究刑事责任。

未经口岸检验检疫部门许可,擅自将进境动植物及其产品或者其他检疫物卸离运输工具或者运递的,一旦将具有传染性的动植物疫病、疫情引入国内,将严重威胁我国人民生命安全,影响我国社会经济有序发展。比如松材线虫的传入已对我国林业生产及景区规划造成数十亿元的损失。

发生未经许可擅自运递行为的原因:一是货主法律意识淡薄。尤其检疫意识不强,明知未检疫完毕存在疫情扩散的危险,但受利益驱动仍将货物拉走。二是代理报检公司管理水平参差不齐,操作不规范。三是货物运输中间环节多导致沟通脱节。通常一批货物完成进口手续需经海运、港口、报关报检、陆路运输、保险等多个环节,易产生多重代理、交叉代理现象,各代理间沟通不畅。

鉴于以上情况,黄岛检验检疫局进一步加强了相关措施:一是对报检、货运、运输、货主等各个环节的责任人进一步加强检验检疫法律法规的学习,提高其守法自觉性。二是对港口、集装箱场站、运输车辆进一步加强监管,对已通关但未实施检验检疫的货物实施严密监控。三是对违法企业进一步加大行政处罚力度,提高企业违法成本。

小结

```
         ┌──────────┐
         │  受理报检  │
         └──────────┘
               │
         ┌──────────────┐
         │ 审单、接单、分单 │
         └──────────────┘
               │
    ┌─────────────────────────────────────┐
 ┌─▶│ 现场检验检疫、实验室检验检疫、隔离检疫等 │
 │  └─────────────────────────────────────┘
 │        │                          │
 │   ┌────────┐                 ┌────────┐
 │   │ 不合格  │                 │  合格  │
 │   └────────┘                 └────────┘
 │     │     │                      │
 │     ▼     ▼                      ▼
┌────────┐ ┌──────────┐        ┌────────┐
│ 除害处理 │ │ 退运、销毁 │        │  放行  │
└────────┘ └──────────┘        └────────┘
```

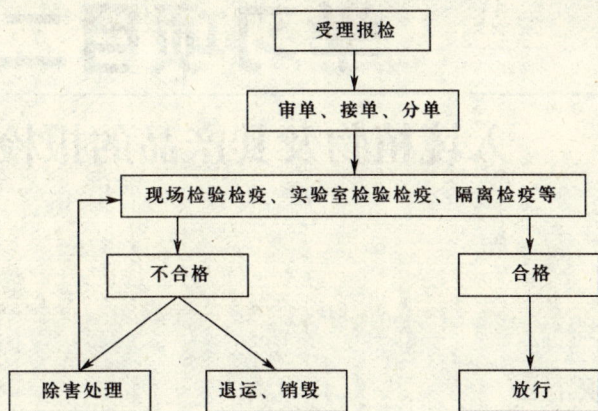

进境动植物及其产品检验检疫流程图

学习项目二 2

入境植物及其产品的报检

基础知识

进境植物报检范围

根据《中华人民共和国进出境动植物检疫法》及其实施条例的规定、《中华人民共和国食品卫生法》《中华人民共和国进出口商品检验法》的规定,所有进境(包括通过贸易、赠送、援助、交换、科技合作、邮寄和携带等方式)的植物、植物产品和其他检疫物及其运载工具、包装物都应实施植物检验检疫。

(一)植物

"植物"是指栽培植物、野生植物及其种子、种苗及其他繁殖材料等。"植物种子、种苗及其他繁殖材料"是指可供繁殖的植物全株或者部分,如植株、苗木(含试管苗)、果实、种子、砧木、接穗、插条、芽体、块根、块茎、鳞茎、球茎、花粉、细胞培养材料(含转基因植物材料)等,通常将这部分检疫物简称为植物种苗。

区分检验检疫物属"植物"还是"植物产品"的分类方法,一是根据进境物的用途,例如:进境的小麦,加工用的定性为植物产品,种用或作为繁殖材料使用的归为种苗。二是进境物的状态,例如:进境观赏植物,虽然不作为繁殖材料,但它以活体的形式进境,并以此形态长期存在,被人养植观赏,因此也归在"植物"的范畴内。

植物种苗是重要的生产资料,也是有害生物远距离传播的重要载体。与植物产品相比,它传播有害生物的种类多、数量大、几率高,作为有害生物的自然传播载体,有完善的传播机制,而且直接进入田间,有利于有害生物的定植。因此,对种苗的检疫和监管要比植物产品严格得多。除了进境前需要检疫审批外,通常进境后还需隔离检疫一定时间。通常活体植物进口时重点在检疫,检验方面较少,除非特殊情况下进行针对性检验。

(二)植物产品

"植物产品"是指来源于植物未经加工或者虽经加工但仍具有检验检疫意义的产品。一方面可能传播病虫害,另一方面影响经济价值或对人或动植物的健康产生不良影响的产品。

植物产品包含以下 18 类:有粮谷类(包括粮食加工品)、豆类(包括豆粉)、木材类(包括各种木制品、木包装、垫木等)、饲料类、棉花类、麻类、油籽和油类、烟草类、茶叶和其他饮料原料类、原糖和制糖原料类、水果类、干果类、蔬菜类(包括食用菌)、干菜类、植物性调料类、竹藤柳草类、药材类、其他类(包括废纸)。详见《出入境检验检疫机构实施检验检疫的进出境商品目录》。进境植物检验检疫工作量主要集中在此类货物。

(三)其他检验检疫物

这部分的检验检疫意义主要在检疫方面,具体包括植物性有机肥料、植物性废弃物、植物产品加工后产生的下脚料和其他可能传带植物有害生物的检疫物(包括植物病虫草标本、工业原料用土和栽培介质等)。

工业原料用土包括陶土、高岭土、黏土、膨润土、瓷土、耐火黏土、膨化土、硅藻土、白土、红土等十个品种。

栽培介质是指除土壤以外的所有由一种或几种混合的具有贮存养分、保持水分、透气良好和固定植物等作用的人工或天然固体物质组成的物品。包括砂、炉渣、矿渣、沸石、煅烧黏土、陶粒、蛭石、珍珠石、矿棉、玻璃棉、浮石、片岩、火山岩、聚苯乙烯、聚乙烯、聚氨脂、塑料颗粒、合成海棉等无机栽培介质和来源于有机物并经高温、高压灭菌处理的介质,如泥炭、泥炭藓、苔藓、树皮、椰壳、软木、木屑、稻壳、花生壳、甘蔗渣、棉子壳等的单一物或混合物。

对易感染害虫的进境动物生皮张、原毛、杂骨、肉骨粉、鱼粉等动物产品也应实施植物检疫项下的仓库害虫检疫。

操作常识

检验检疫依据

(一)检疫依据

1.包括《中华人民共和国进出境动植物检疫法》及其实施条例和国务院农业行政主管部门规定的进境植物检疫要求。具体以危险性病虫杂草名录(简称为一、二、三类危险性病虫)为依据。《进出口商品检验法》及其实施条例、《中华人民共和国食品卫生检验法》的相关规定。

2.我国政府与一些国家政府间签订的植物检疫和植物保护双边协定(议定书、备忘录)中规定的应检病虫草害名录。这类病虫草害一般被称为"检疫性病、虫、杂草"或"植物检疫性病虫害"。

3.进境动植物检疫许可证或引进种苗检疫审批单、贸易合同或信用证中列明的检验检疫要求。

(二)检验依据

1.国家强制性标准或者其他必须执行的标准。

2.外贸合同、信用证规定的货物品质、规格、包装条件和抽样方法、检验方法是品质检验依据;提单(运单)、国外发票、装箱单、重量明细单是货物重/数量检验的依据;理货残损溢短单、商务记录是验残出证的依据。

3.参照生产国标准、有关国际标准或者国家质检总局制定的标准。

具体的病、虫、杂草检验鉴定、理化指标以及安全卫生项目的检验,依据相关的标准和资料执行。

知识拓展

禁止进境物

根据《中华人民共和国进出境动植物检疫法》第五条和《中华人民共和国进出境动植物检疫法实施条例》第四条和第七条的规定,国家禁止下列植物检疫物进境:

(1)植物病原体(包括菌种、毒种等)、害虫及其他有害生物;

(2)病虫害疫情流行国家和地区的有关植物、植物产品和其他检疫物;

(3)土壤。

目前执行的禁止进境物名录还有按照农业部1992年7月25日公布的《中华人民共和国进境的植物危险性病、虫、杂草名录》和农业部1997年7月29日公布的《中华人民共和国进境植物检疫禁止进境物名录》执行。

因科学研究等特殊原因需要引进上述禁止进境物的物品,必须事先提出申请,经国家质量监督检验检疫总局批准。办理禁止进境物特许检疫审批手续时,货主、物主或者其代理人应当提交书面申请,说明其数量、用途、引进方式、进境后的防疫措施,并经目的地或入境口岸检验检疫机构签署初审意见。

知识链接

入境条件

进境的植物、植物产品等检验检疫物需符合以下条件和要求:

◆输出国家或地区无重大植物疫情。

◆审批:植物检疫审批是为了防止植物危险性病虫杂草以及其他有害生物传入我国,保护我国农林业生产安全和人民身体健康而采取的一种技术性保护措施。

◆进境的植物和植物产品不得带有国家规定的植物危险性病、虫、杂草。

◆进境的植物和植物产品经安全卫生项目的检测,符合国家相关卫生标准的规定。

◆进境的植物和植物产品应符合有关双边检验检疫协定(含检疫协议、备忘录等)、贸易合同/信用证、许可证/审批单的规定。

◆输入植物、植物产品必须带有输出国家或地区官方出具的植物检疫证书和产地证明,输入植物、植物产品和其他检疫物不得带有天然土壤。

◆输入植物和植物产品属于转基因的,应取得国务院农业行政主管部门颁发的农业转基因生物安全证书和相关批准文件,具体要求见《农业转基因生物安全管理条例》的有关规定。

◆引进种子、种苗和其他繁殖材料,需事先提出引种计划,到有关部门办理检疫审批手续。因特殊情况无法事先办理的(仅限于邮寄和携带),应当在入境口岸补办检疫审批手续,经审批机关同意并经检疫合格后方准进境;具体要求见1999年12月9日原国家检验检疫总局发布的《进境植物繁殖材料检疫管理办法》。

◆进境的粮食和饲料应符合2001年12月4日国家质检总局发布的《出入境粮食和饲料检验检疫管理办法》的规定。

◆进境水果应符合1999年12月9日原国家检验检疫总局发布的《进境水果检疫管理办法》的规定。

◆进口原木的具体要求按国家质检总局等五部委联合发布的2001年第2号公告和《关于执行进口原木检疫要求(2001年第2号)有关问题的通知》等有关规定精神执行。

◆进境栽培介质应符合1999年12月9日原国家检验检疫总局发布的《进境栽培介质检疫管理办法》的规定。

◆检疫审批手续应在贸易合同签订前办妥,贸易合同中应订明检疫许可证或检疫审批单中提出的检疫要求的条款。

操作实务

进境植物报检程序

进境的植物、植物产品和其他检验检疫物,首先要向出入境检验检疫机构报检,接受检验检疫机构的检验和检疫,经检验检疫合格后,才能取得检验检疫机构签发的"入境货物通关单"和"入境货物检验检疫证明"。货主或其代理人凭"入境货物通关单"到海关办理通关手续;凭"入境货物检验检疫证明"销售和使用所进口的货物。

(一)报检

1.报检时间

货主或其代理人应在货物进境前或进境时报检;输入植物、种子、种苗及其他繁殖材料的,应当在入境前7天报检;入境货物需对外索赔出证的,应在索赔有效期前不少于20天内报检。

2.报检地点

入境清关货物应向货物入境口岸的检验检疫机构报检;需对外索赔出证的,也可以向指运地(即货物到达地,下同)检验检疫机构报检。

入境清关货物,需调离到指运地实施检验检疫或因口岸条件限制等原因确实无法在入境口岸完成检验检疫的货物,入境口岸检验检疫机构可办理相关调离手续,并将货物流向的有关信息(通关单流向联或电子转单信息)通知指运地检验检疫机构,由指运地检验检疫机构实施检验检疫。

入境转关货物,除国家质检总局特殊规定和进境动植物检疫许可证及检疫审批要求在入境口岸实施检验检疫的,应由指运地检验检疫机构受理报检并实施检验检疫。

大宗散装货物、易腐烂变质货物、废旧物品、疫区货物由入境口岸受理报检。

3.报检资料

报检人应如实、完整地填写入境货物报检单,附上输出国家或地区官方出具的植物检疫证书(正本)、卫生证书、产地证、发票、提单,品质属法定检验或收货人申请品质检验的应提供品质证书。一般贸易的货物还应提供贸易合同、信用证、报检委托书等必要的资料;需办理入境检疫审批手续的,还必须提供动植物检疫许可证或引进种子苗木检疫审批单(原件);若货物不带有木质包装的应提供无木质包装声明(限于来自美、日、韩、欧盟等国的货物)。转基因产品,需提供国务院农业行政主管部门签发的农业转基因生物安全证书及其他相关文件。

(二)检验检疫

检验检疫工作必须严格按照有关国家标准、行业标准以及国家质检总局的规定实施。

1.检验检疫准备

审核报检资料,确认单证是否齐全有效;根据国家的有关规定和输出国家疫情发生情况,明确检验检疫要求;制定检验检疫方案,确定检验检疫时间、地点、人员,准备必要的检验检疫工器具。

2.现场检验检疫

现场检验检疫是指检验检疫人员在船上、码头及检验检疫机构认可的场所对进境货物、包装物及运输工具实施检验检疫,并按规定抽取样品的过程。对来自于卫生疫区的货物及运载工具,检验检疫局要做卫生学调查并以此为依据做预防性或针对性卫生处理。入境植物、植物产品的现场检验检疫一般在卸货前及卸货时进行。

对需要做重量鉴定的货物,依据 SN/T0188-93《进出口商品重量鉴定规程 衡器计重》和水尺计重有关标准执行。

现场检验检疫发现病虫害并有扩散可能的,应及时对该批货物、运输工具和装卸现场采取必要的防疫措施。

现场检验检疫的方法和取样的标准因入境货物种类的不同及运输方式的不同而不同。

3.实验室检验

(1)检疫:对送检的货物样品和现场发现的可疑病虫害样品,区分不同情况并按生物学特性及形态学特征,进行检验和鉴定。实验室检验的常用方法有:直接镜检、过筛检验、比重检验、染色检验、解剖检验、透视检验、洗涤检验、诱集检验、保湿萌芽检验、分离培养检验、噬菌体检验、电镜检验、血清学检验、指示植物接种检验以及分子生物学检测等。有的方法可以同时检验病、虫、杂草,有的方法则只适用或专用于检验某种病害或虫害。

(2)安全卫生检验(繁殖材料除外):按国家卫生标准进行安全卫生项目检验。检测项目包括对人及动物健康有影响的农残、毒素、重金属、放射性物质及其他化学物质。具体检测方法、限量值见公布的国家标准。

(3)品质检验:进口合同(信用证)中规定有品质规格和检验方法的,按合同(信用证)

的规定进行检验和品质判定;合同没有规定品质规格和检验方法的,按我国国家检验标准进行检验,按国家限量标准进行判定。

(三)签证放行

输入的植物、植物产品和其他检验检疫物,经检验检疫符合有关法律法规规定,判定为合格。由出入境检验检疫机构签发"入境货物通关单"、"入境货物检验检疫证明"、卫生证书、品质检验证书,准予进境、销售或使用。

输入的植物、植物产品和其他检验检疫物,经检验检疫发现植物危险性病虫杂草或不符合我国相关的安全卫生标准的,依据有关规定由检验检疫机构签发检验检疫处理通知书,通知货主或其代理人,在检验检疫机构的监督下进行技术处理,经技术复检合格的,由出入境检验检疫机构出具"入境货物通关单"和"入境货物检验检疫证明",准予进境、销售或使用。复检仍不合格或无法进行处理的,作退回或销毁处理。品质不合格的由出入境检验检疫机构出具品质检验证书。

有分港卸货的,先期卸货港检验检疫机构只对本港所卸货物进行检验检疫,并将检验检疫结果以书面形式及时通知下一卸货港所在地检验检疫机构,需统一对外出证的,由卸毕港检验检疫机构汇总后出证。

(四)复验

报检人对检验检疫局的品质、数/重量检验结果有异议的,可以在收到检验结果之日起十五日内向原检验检疫局及其上级检验检疫局申请复验并交纳复验费用。报检人在申请复验时,应当保持原报检货物的包装、封识、标志完好,并保证其质量、重量、数量符合原检验时的状态。具体按《进出口商品复验办法》(国检检【1993】181 号)执行。

(五)检验检疫处理

对进境植物和植物产品进行处理时应根据不同情况区别对待。

1.有下列情况之一者,需对货物作退货或销毁处理:

(1)输入《中华人民共和国进境植物检疫禁止进境物名录》中的植物、植物产品,未事先办理特许审批手续的。

(2)输入植物、植物产品,经检疫发现一、二类危险性病虫害,无有效除害处理方法的。

(3)输入食用的植物产品,安全卫生指标超出国家标准,无法改做他用,也无有效技术处理方法或经处理后复检仍不合格的。

(4)输入植物、植物产品,经检疫发现病虫害,危害严重并已失去使用价值的。

2.具有下列情形之一的需做卫生除害处理:

(1)来自检疫传染病疫区的。

(2)被检疫传染病污染的。

(3)发现与人类健康有关的啮齿动物或者病媒虫超过国家卫生标准的。

(4)经检疫发现植物危险性病虫害。

3.卫生除害处理方法:物理方法——超声波、紫外线照射、加热处理、冷冻处理、捕杀、焚烧、深埋等;化学方法——药物熏蒸、药物表面喷洒;另外,人为措施有指定口岸,转港,改变用途,限制使用范围、使用时间、使用地点,限制加工地点、加工方式、加工条件等。

4.检验检疫处理须在入境口岸检验检疫局监督下,经注册/登记的专业检疫处理单位作检疫除害处理,符合要求后验放,处理费用由进口商承担。检验检疫局对处理工作进行监督、指导。

(六)检验检疫监管

1.检验检疫机构对进境植物及其产品的装卸、运输、储存、加工过程实施监督管理,并对种子、苗木、繁殖材料的隔离检疫过程实施监督管理。

2.装卸、运输、储存、加工单位在入境口岸检验检疫机构管辖区内的,由入境口岸检验检疫机构负责监管,并做好监管记录。

3.运往入境口岸检验检疫机构管辖区以外的,由指运地检验检疫机构负责对其装卸、运输、储存、加工过程进行监管,入境口岸检验检疫机构应及时通知指运地检验检疫机构。

4.检验检疫机构可以根据需要,在进境植物及其产品的装卸、运输、储存、加工场所实施外来有害生物监测。

5.从事进境植物及其产品检疫除害处理业务的单位和人员,必须经检验检疫机构考核认可。检验检疫机构对检疫除害处理工作进行监督。

6.检验检疫机构根据工作需要,视情况派检验检疫人员对输出植物及其产品的国家或地区进行产地疫情调查和装运前预检。

操作常识

隔离检疫

《中华人民共和国进出境动植物检疫法》第 14 条规定:输入植物种子、种苗和其他繁殖材料,需隔离检疫的,在口岸检验检疫机构指定的场所进行隔离检疫。

(一)隔离检疫的必要性

隔离检疫是指将引进的植物种苗和其他繁殖材料从进境口岸调离到口岸检验检疫机构认可或指定的植物隔离场圃进行检疫。这种隔离检疫的设施既能够防止当地存在的病虫害侵入,又能防止引进的材料携带的有害生物向外扩散,从而保证结果的准确和引种的安全。因此,隔离检疫具有十分重要的作用。

隔离检疫是入境植物检疫的重要组成部分,引进的植物种子、种苗和其他繁殖材料,凡属于高、中检疫风险的都需要进行隔离试种和隔离检疫。其原因是:

1.种苗等繁殖材料所传带的病毒类病害、细菌性病害、某些真菌病害往往在一定时期表现为隐症,或者种苗带有的病原物数量微少,在入境口岸的现场和实验室检疫中难以检出;通过入境后的隔离种植检疫检出有害生物,根据具体情况做出销毁或剔除病株等相应措施,以防止危险性病害传入。

2.国家颁布的入境植物检疫危险性病、虫、杂草名录随着疫情及生态条件的变化将做动态修改,名录以外的某些有害生物随引进的种苗传入国内后,因生态条件的改变,可能有利于其发生危害,造成重大经济损失。因此,只有通过隔离检疫,才能确定引进的植物种苗是否安全。

3.在隔离检疫中发现的危险性有害生物,便于在小范围内控制和扑灭。

(二)隔离检疫场圃

我国每年都要引进大量的植物种苗及其他繁殖材料。目前,我国已建立起多层次、不同类型的进境种苗隔离检疫场圃。隔离检疫场圃必须符合植物检疫的规定和技术要求。

根据设施条件和技术水平等因素,隔离检疫场圃分为国家隔离检疫场圃、专业隔离检疫场圃和地方隔离检疫场圃。四个国家级隔离检疫场圃分别位于北京、上海、广州和大连。

国家隔离检疫场圃承担进境高风险和中风险植物繁殖材料的隔离检疫工作。专业隔离检疫场圃承担因科研、教学等用途引进的高、中风险植物繁殖材料的隔离检疫工作。地方隔离检疫场圃承担中风险进境植物繁殖材料的隔离检疫工作。

(三)隔离检疫要求

同一个分隔区内的隔离场地不得同时试种两批(含两批)以上的进境植物繁殖材料,隔离场地使用前后,应当对用具、土壤等进行彻底消毒。隔离检疫结束后,应对进境植物繁殖材料的残体作无害化处理。隔离试种期间,要严格防止因人员活动或空气、水流等因素造成的有害生物扩散传播。

隔离种植检疫期间,未经检验检疫机构同意,任何单位或个人不得擅自调离、处理和使用。在隔离种植期间发现检疫性有害生物,应按检验检疫机构的要求作除害或销毁处理。隔离检疫结束,未发现检疫性有害生物,经检验检疫机构同意,方可调离隔离检疫场圃。

(四)隔离检疫期限

隔离检疫期限按检疫审批要求执行,检疫审批不明确的,按以下要求执行:

1.一年生植物繁殖材料隔离种植不少于一个生长周期。

2.多年生植物繁殖材料一般隔离种植2～3年。

3.因特殊原因,在规定时间内检疫结果不确切需要继续隔离观察的可适当延长隔离种植期限。

实务操作提示

文案归档

检验检疫完毕,应及时将在整个检验检疫过程中形成的文案资料按以下类别进行整理归档:

1.入境货物报检单及相关检验检疫流程记录。

2.检验检疫机构出具的证单和证稿类的留存联,如入境货物通关单、入境货物检验检疫证明、植物检疫证书等。

3. 检验检疫原始记录类,如现场检验检疫记录单、监管记录、实验室检验检疫报告等。

4. 官方或国外公证机构出具的证明类证单,如进境动植物检疫许可证,引进种子、苗木审批单,引进林木种子、苗木和其他繁殖材料检疫审批单,输出国家或地区官方植物检疫证书、产地证书、品质证书等。

5. 贸易及运输类单证资料,如合同或信用证、发票、提/运单、装箱单、配载图/舱单等。

6. 货主声明或证明类单证,如无木质包装声明、代理报检委托书(仅适用于代理报检时用)。

7. 对现场、实验室拍摄的图片、影像等资料及有害生物标本妥善保存。

基础知识2

进境转基因产品的检验检疫

一、概述

转基因技术是指通过 DNA 重组技术或遗传工程的方法将一种生物体或物种的基因转移到另一种生物体或另一种物种中,从而改变生物体的遗传物质的一种生物技术。自 20 世纪 80 年代转基因技术及其产品问世以来,其商业化发展极为迅猛,对解决人类面临的食物短缺问题起着重要的作用。2000 年,全球市场上的转基因食品达到 4000 种以上,转基因作物产值将近 100 亿美元,转基因产品正在对市场和人们的日常生活形成巨大的冲击。

本篇所指的转基因产品是指国务院于 2001 年 5 月 23 日颁布的《农业转基因生物安全管理条例》中规定的农业转基因生物及我国其他法律、法规规定的转基因生物及其产品。该条例规定农业转基因生物是指利用基因工程技术改变基因组构成,用于农业生产或者农产品加工的动植物、微生物及其产品,主要包括:

◆转基因动植物(含种子、种畜禽、水产苗种)和微生物;

◆转基因动植物、微生物产品;

◆转基因农产品的直接加工品;

◆含有转基因动植物、微生物或者其产品成分的种子、种畜禽、水产苗种、农药、兽药、肥料和添加剂等产品。

转基因产品特别是利用转基因动物、植物、微生物生产的转基因食品、药品、酶制剂等,近年来发展迅速。随着转基因产品逐步走进人民日常生活,转基因产品的安全性及其对生态环境的影响,引起了民众、各国政府和国际组织的广泛关注,多个国际组织达成了有关的议定书、协议和指导性原则,许多国家也出台了相应的法律和管理办法。虽然世界各国对转基因产品的安全性没有达成完全一致的认识,管理法律、法规也存在差异并在不断完善,但总的来说世界各国都在加强对转基因产品的研究、生产及销售的监测、控制和管理。

我国科技部和农业部于 1993 年和 1996 年分别颁布了《基因工程安全管理办法》和《农业生物基因工程安全管理实施办法》。2001 年 5 月 23 日国务院又发布了《农业转基因安全管理条例》,2002 年 1 月 5 日农业部根据此条例,发布了《农业转基因生物安全评价管理办法》、《农业转基因生物进口安全管理办法》和《农业转基因生物标识管理办法》。因此,我国也在逐步规范转基因产品的研发和市场准入,加强对转基因产品的监控和管理。

二、范围

国家质检总局负责全国进出境转基因产品的检验检疫管理工作,其设在各地的检验检疫机构负责所辖地区进出境转基因产品的检验检疫工作。

进出境转基因产品是指以各种方式(包括贸易、来料加工、邮寄、携带、生产、代繁、科研、交换、展览、援助、赠送以及其他方式)进出境的转基因产品。

目前世界上与人民生活休戚相关的转基因作物最主要的种类为大豆、玉米、棉花和油菜,主要种植国为美国、阿根廷、加拿大。我国现已公布的第一批实施标识管理的农业转基因生物有5类17种,包括大豆种子、大豆、大豆粉、大豆油、豆粕;玉米种子、玉米、玉米油、玉米粉(含税号为11022000、11031300、11042300的玉米);油菜种子、油菜籽、油菜籽油、油菜籽粕;棉花种子;番茄种子、鲜番茄、番茄酱。

操作实务2

进境转基因产品的检验检疫

一、报检

国家质量监督检验检疫总局对须实施检验检疫的进境转基因产品实行转基因申报制度。

从境外引进农业转基因生物的,或者向我国出口农业转基因生物的,引进单位或者境外公司应当凭国务院农业行政主管部门颁发的农业转基因生物安全证书和相关的批准文件,向检验检疫机关办理讲境动植物检疫许可申请和报检手续。

二、单证

在办理进境动植物检疫许可申请和报检手续时,货主或其代理人除按规定提供有关单证外,还应当提供国务院农业行政主管部门颁发的"农业转基因生物安全证书"(2003年9月20日前为"进口转基因农产品临时证明"),如属需标识管理的,还应当提供"农业转基因生物标识审查认可批准文件",否则不予受理进境许可申请或报检申请。

三、现场检验检疫

1. 核查货物与单证

核查货物品种、产地、运输工具是否与"农业转基因生物安全证书"相符。不符的做退货或销毁处理,并出具"检验检疫处理通知单"。

2. 核查转基因标识

在口岸核查列入农业转基因生物标识目录的进境转基因产品,是否按"农业转基因生物标识审查认可批准文件"的规定进行标识。标识应当醒目,并使用规范的中文汉字。无法在货物上标识的,如散装货物,应当在入境货物报检单上进行标识。不按规定标识的,不准进境。重新标识符合规定后准予进境。

此外,还应特别对货物存放环境和外包装进行查验,检查产品是否被污染、泄漏,泄漏严重的需重新包装、重新报检。

四、抽样

对列入实施标识管理的农业转基因生物目录的进境转基因产品,如申报是转基因的,检验检疫机构应当实施转基因项目的符合性检测;如申报是非转基因的,检验检疫机构应进行转基因项目抽查检测。对列入实施标识管理的农业转基因生物目录以外的进境转基因产品,检验检疫机构可根据情况实施转基因项目的抽查检测。需进行转基因项目检测的产品,按规定进行抽样。

五、实验室检测

1.转基因检测实验室

承担转基因项目检测任务的实验室应当通过国家认证认可监督委员会组织的能力验证,并获得资格认定。

2.转基因产品的检测标准

中华人民共和国出入境检验检疫行业标准:

SN/T 1194－2003 植物及其产品转基因成分检测抽样和制样方法;

SN/T 1195－2003 大豆中转基因成分定性 PCR 检测方法;

SN/T 1196－2003 玉米中转基因成分定性 PCR 检测方法;

SN/T 1197－2003 油菜籽中转基因成分定性 PCR 检测方法;

SN/T 1198－2003 马铃薯中转基因成分定性 PCR 检测方法;

SN/T 1199－2003 棉花中转基因成分定性 PCR 检测方法;

SN/T 1200－2003 烟草中转基因成分定性 PCR 检测方法;

SN/T 1201－2003 植物性饲料中转基因成分定性 PCR 检测方法;

SN/T 1204－2003 植物及其加工产品中转基因成分实时荧光 PCR 定性检测方法。

六、结果评定

1.列入实施标识管理的进境转基因产品

对申报为转基因并列入实施标识管理的进境转基因产品,经检测符合"农业转基因生物安全证书",其他检验检疫项目均合格的,并按标识审查批准文件规定进行转基因标识,准予进境,并签发有关单证;经检测不符合"农业转基因生物安全证书",作退货或销毁处理,并签发"检验检疫处理通知单";其他检验检疫项目均合格,但未按规定标识的,不准进境,重新标识符合规定后,准予进境,并签发有关单证。

对申报为非转基因的列入实施标识管理的进境转基因产品,经抽查检测没有转基因成分,其他检验检疫项目均合格的,并按标识审查批准文件规定进行转基因标识,准予进境,并签发有关单证;其他检验检疫项目均合格,但未按规定标识的,不准进境,重新标识符合规定后,准予进境,并签发有关单证;经抽查检测含有转基因成分的,作退货或销毁处理,并签发"检验检疫处理通知单"。

2.列入实施标识管理目录以外的进境动植物及其产品、微生物及其产品和食品

申报为转基因的,经抽查检测,符合"农业转基因生物安全证书",其他检验检疫项目均合格的,准予进境,并签发有关单证。经抽查检测,不符合"农业转基因生物安全证书",作退货或销毁处理,并签发"检验检疫处理通知单"。

申报为非转基因,经抽查检测表明含有转基因成分的,作退货或者销毁处理,并签发"检验检疫处理通知单"。经抽查检测没有转基因成分的,其他检验检疫项目均合格的,准予进境,并签发有关单证。

七、后续监管

检验检疫机构对进境转基因产品的装卸、运输、储存、加工过程实施监督管理。对具有繁殖能力的转基因产品,应建立进口档案,载明其来源、储存、运输等内容,并采取相应的安全控制措施,防止其进入环境。

装卸、运输、储存、加工、使用单位在进境口岸检验检疫机构辖区内的,由进境口岸检验检疫机构进行监督管理。

运往口岸局辖区外的进境转基因产品,由指运地局实施监管,进境口岸局应及时通知指运地局。指运地检验检疫机构负责对其装卸、运输、加工、储存过程进行监管并做好监管记录。

八、归档与样品保存

1.归档

检验完毕后,应将报检单、产地证书、贸易合同、发票、品质证书、卫生证书、动植物检疫许可证、出具的证书证单、"农业转基因生物安全证书"、"标识审查认可批准文件"的复印件进行归档。

2.样品保存

承担转基因检测项目的实验室负责样品保存工作。存查样品应视样品的状态,采用相应的保存方式,一般保存6个月。经检测发现有与批准文件不符的转基因,或原申报为非转基因产品经检测发现转基因的,样品应保存一年,以备复验、谈判和仲裁。保存期满后,需对样品做妥善处理。

基础知识3

进境植物检疫审批

进境植物检疫审批是国家质检总局及其授权的直属检验检疫局和国家农业、林业主管部门依照《中华人民共和国进出境动植物检疫法》(以下简称进出境动植物检疫法)、《植

物检疫条例》的有关规定,按照有害生物风险分析的原则,对准备输入境内的有关植物、植物产品进行审查,最终决定是否批准其进境的过程。

进境植物检疫审批的目的是为了保护国内农、林、牧业的生产安全,降低植物危险性有害生物随进境的植物、植物产品和其他检疫物传入我国的风险。

一、概述

国际上很多国家都实行了进境植物检疫审批制度。

加拿大动植物检疫局设有全国唯一的检疫审批办公室,除负责对引进种苗等繁殖材料的一般检疫审批外,还负责特许检疫审批,内容包括土壤、菌种、害虫、禁止进口植物及其产品。由于历史原因,引进马铃薯除检疫审批外,还须得到马铃薯种子局的批准,引进新鲜水果还须得到主管水果质量部门的批准。

美国禁止从中国进口小麦、玉米种子。美国农业部植物检疫局也实行了特许检疫审批制度。

二、进境植物检疫审批涉及的审批机构和各自的业务范围

截至目前,我国有进境植物检疫审批职能的审批机构共三个,分别是国家质量监督检验检疫总局及其授权的各直属检验检疫局(以下简称质检部门)、农业部及各省(自治区、直辖市)农业厅(局)(以下简称农业部门)、国家林业局及各省(自治区、直辖市)林业厅(局)(以下简称林业部门)。这三个审批机构的业务范围分别是:

(一)质检部门负责办理的进境植物检疫审批

1.输入果蔬类、烟草类、粮谷类、豆类、饲料类、薯类、植物栽培介质等7类产品,应向国家质检总局申请办理进境植物检疫审批手续,获得进境动植物检疫许可证(以下简称检疫许可证)。

7类产品的具体名录:果蔬类,新鲜的水果、番茄、茄子和辣椒果实;烟草类,烟叶及烟草薄片;粮谷类,小麦、玉米、稻谷、大麦、黑麦、燕麦、高粱等及其加工产品,如大米、麦芽、面粉等;豆类,大豆、绿豆、豌豆、赤豆、蚕豆、鹰嘴豆等;薯类,马铃薯、木薯、甘薯等及其加工产品;饲料类,麦麸、豆饼、豆粕等;其他类,植物栽培介质。

2.因科学研究需要,引进《中华人民共和国进境植物检疫禁止进境物名录》中的植物或植物产品,应向国家质检总局申请办理特许审批手续,获得检疫许可证。目前,需办理植物检疫特许审批手续的产品名录见附表。

3.过境转基因产品在过境前,申请单位或其代理人应向国家质检总局提出申请并获得检疫许可证。

4.旅客携带或邮寄种子、苗木或其他繁殖材料入境的,应事先办理进境植物检疫审批手续,因特殊情况无法事先办理的,携带人或收件人应在货物抵达口岸时到口岸所在地直属局补办检疫审批手续。

(二)农业和林业部门办理的进境植物检疫审批

输入《中华人民共和国进境植物检疫禁止进境物名录》以外的种子、种苗及其他繁殖材料的,应向农业主管部门申请办理引进种子、苗木检疫审批单或向林业主管部门申请办理引进林木种子、苗木和其他繁殖材料审批单。

操作实务3

进境动植物检疫许可证的申请和办理

一、办理检疫许可证的基本要求

1.申请办理进境植物检疫审批手续的单位(以下简称申请单位)应当是具有独立法人资格并直接对外签订贸易合同或者协议的单位。过境转基因产品的申请单位应当是具有独立法人资格并直接对外签订贸易合同或者协议的单位或者其代理人。

2.检疫许可证必须在对外贸易合同签订之前或在过境转基因产品过境前办妥。

3.同一申请单位对同一品种、同一输出国家或者地区、同一加工使用单位,一次只能办理一份检疫许可证。

二、办理程序

向质检部门申请办理检疫许可证有三个步骤,即申请、初审、审核批准。

1.申请

申请单位填写中华人民共和国进境动植物检疫许可证申请表(以下简称检疫许可证申请表),并提交进境口岸所在地直属检验检疫局进行初审;加工、使用地不在进境口岸直属检验检疫局所辖地区内的货物,如需要使用地检验检疫机构监管的,还需由使用地初审机构初审。(不同产品的初审机构在本节后面的段落中有说明)

申请单位应当向初审机构提供下列材料:

申请单位的法人资格证明文件(复印件);同一申请单位第二次申请时,应当按照有关规定附上一次检疫许可证(含核销表);因科学研究等特殊需要,办理特许审批的,必须提交科学研究的立项报告及相关主管部门的批准立项证明文件,并提出书面申请,说明其数量、用途、引进方式、进境后的防疫措施。

申请进口的产品属于转基因产品的,申请时还需交验进口转基因农产品临时证明或农业转基因生物安全证书原件并附复印件。

第一次进口的植物栽培介质,需提供栽培介质的来源、成分、生产工艺流程等的有关说明材料,并由国外供货商直接寄送样品到国家动植物检疫实验所检验合格,样品进口应先办理样品的特许审批手续。

2.初审

初审在直属检验检疫局进行,初审工作内容包括:

申请单位提交的材料是否齐全;输出和途经国家或者地区有无相关的植物疫情;是否符合中国有关动植物检疫法律法规和部门规章的规定;是否符合中国与输出国家或者地

143

区签订的双边检疫协定(包括检疫协议、议定书、备忘录等);进境后需要对生产、加工过程实施检疫监督的植物及其产品,审查其运输、生产、加工、存放及处理等环节是否符合检疫防疫及监管条件,根据生产、加工企业的加工能力核定其进境数量;应当按照有关规定审核其上一次审批的检疫许可证的使用、核销情况。

不同产品的初审机构和出具考核报告的要求:

◆进境冷冻薯条在入境口岸直属局初审,不需出具考核报告。

◆进境烟草、植物栽培介质、特许审批,由使用地直属局初审并出具考核报告。

◆进口大豆、玉米、小麦、大麦、木薯(仅指未经加工或经初加工)、植物源性饲料等,由使用地直属局出具考核报告,并经使用地直属局和入境口岸直属局都初审合格。

初审合格的,由初审机构签署初审意见,由初审机构将所有材料上报国家质检总局审核;初审不合格的,将申请材料退回申请单位。

3.审核批准

国家质检总局或者初审机构认为必要时,可以组织有关专家对申请进境的产品进行风险分析,申请单位有义务提供有关资料和样品。

国家质检总局根据审核情况,自收到初审机构提交的初审材料之日起30个工作日内签发检疫许可证或者检疫许可证申请未获批准通知单。

属于农业转基因生物在中华人民共和国过境的,国家质检总局应当在规定期限内作出批准或者不批准的决定,并通知申请单位。

知识链接

检疫许可证的管理和使用

(一)申请单位取得许可证后,不得买卖或者转让。口岸检验检疫机构在受理报检时,必须审核许可证的申请单位与检验检疫证书上的收货人、贸易合同的签约方是否一致,不一致的不得受理报检。

(二)检疫许可证一般不得跨年度使用,其有效期在检疫许可证上注明。

(三)经审批同意进口的进境植物或植物产品,在许可数量范围内分批进口、多次报检使用检疫许可证的,进境口岸检验检疫机构应当在检疫许可证所附检疫物进境核销表中进行核销登记。

(四)有下列情况之一的,检疫许可证失效、废止或者终止使用:

1.超过有效期的自行失效;

2.在许可范围内,分批进口、多次报检使用的,许可数量全部核销完毕的自行失效;

3.国家依法发布禁止有关检疫物进境的公告或者禁令后,已签发的有关检疫许可证自动废止;

4.申请单位违反检疫审批的有关规定,国家质检总局可以终止已签发的检疫许可证的使用。

(五)有下列情况之一的,申请单位应当重新申请办理检疫许可证:

1.变更进境检疫物的品种或者超过许可数量百分之五以上的;

2.变更输出国家或者地区的;

3.变更进境口岸、指运地或者运输路线的。

实务操作提示

进境动植物检疫许可证的网上申请和办理

为适应口岸"大通关"的需要,简化检疫许可证的申请、审批流程,国家质检总局建立了进境动植物检疫许可证管理系统,开展检疫许可证的网上申请和办理(以下简称电子审批)。在本节中,对电子审批的办理程序和要求作简单介绍。电子审批主要包括三方面的内容,即企业或个人的数字证书(电子钥匙)的申请、企业电子注册、网上申请。

(一)企业或个人的数字证书(电子钥匙)的申请

申请单位必须以企业的身份在北京信城通公司网页上进行用户申请并申请一个企业数字证书(即法人KEY),方可办理电子检疫审批申请业务。各单位根据实际情况,由企业法人决定本单位办理个人数字证书的数量。企业数字证书或个人数字证书作为企业或个人的身份认证,用作企业或个人今后在国际互联网上办理检疫许可证电子审批申请手续之用。

(二)企业电子注册

申请单位取得数字证书后,需携带数字证书及申请单位的法人资格证明文件正本前往各地直属局申请电子注册。

(三)网上申请

凡已办理电子注册、具有数字证书(电子钥匙)的申请单位,可登录北京信城通数码科技有限公司主页(http://www.itown.net.cn)办理进境植物检疫审批申请手续。

■ 附表 ■

需办理特许审批的产品名录

产　品	来源国家或地区
玉米种子	亚洲:越南、泰国、阿塞拜疆、亚美尼亚、吉尔吉斯斯坦、哈萨克斯坦、乌兹别克斯坦、塔吉克斯坦、土库曼斯坦 欧洲:白俄罗斯、摩尔多瓦、俄罗斯、乌克兰、波兰、瑞士、意大利、罗马尼亚、塞尔维亚、黑山、克罗地亚、斯洛文尼亚、马其顿、波斯尼亚和黑塞哥维那 美洲:加拿大、美国、墨西哥

（续表）

产品	来源国家或地区
大豆种子	亚洲：日本、阿塞拜疆、亚美尼亚、吉尔吉斯斯坦、哈萨克斯坦、乌兹别克斯坦、塔吉克斯坦、土库曼斯坦 欧洲：白俄罗斯、摩尔多瓦、俄罗斯、乌克兰、法国、德国 美洲：加拿大、美国 大洋洲：澳大利亚、新西兰
马铃薯块、茎及其繁殖材料	亚洲：日本、印度、巴勒斯坦、黎巴嫩、尼泊尔、以色列、缅甸、阿塞拜疆、亚美尼亚、哈萨克斯坦、乌兹别克斯坦、塔吉克斯坦、土库曼斯坦 欧洲：丹麦、挪威、瑞典、白俄罗斯、摩尔多瓦、俄罗斯、乌克兰、波兰、捷克、斯洛伐克、匈牙利、保加利亚、芬兰、冰岛、德国、奥地利、瑞士、荷兰（种薯除外）、比利时、英国、爱尔兰、法国、西班牙、葡萄牙、意大利 非洲：突尼斯、阿尔及利亚、南非、肯尼亚、坦桑尼亚、津巴布韦 美洲：加拿大（种薯除外）、美国、墨西哥、巴拿马、委内瑞拉、秘鲁、阿根廷、巴西、厄瓜多尔、玻利维亚、智利 大洋洲：澳大利亚、新西兰
榆属苗、插条	亚洲：印度、伊朗、土耳其 欧洲：各国 美洲：加拿大、美国
松属苗、接穗	亚洲：朝鲜、日本、中国香港、中国澳门 欧洲：法国 美洲：美国、加拿大
橡胶属芽、苗、籽	美洲：墨西哥、中美洲及南美洲各国
烟属繁殖材料烟叶	亚洲：缅甸、伊朗、也门、伊拉克、叙利亚、黎巴嫩、约旦、以色列、土耳其（香料烟可在预检合格的条件下输华） 欧洲：各国（法国摩迪公司生产的以中国烟草原料加工的烟草薄片除外，希腊香料烟、意大利的混配烟可在预检合格的条件下输华） 非洲：埃及、利比亚、突尼斯、阿尔及利亚、摩洛哥 美洲：加拿大（烤烟除外）、美国（烤烟、白肋烟除外）、墨西哥、危地马拉、萨尔瓦多、古巴、多米尼加、巴西（烤烟可在预检合格的条件下输华）、阿根廷、乌拉圭 大洋洲：各国
小麦（商品）	亚洲：印度、伊朗、巴基斯坦、阿富汗、尼泊尔、伊拉克、土耳其、沙特阿拉伯、阿塞拜疆、亚美尼亚、吉尔吉斯斯坦、哈萨克斯坦、乌兹别克斯坦、塔吉克斯坦、土库曼斯坦 欧洲：白俄罗斯、摩尔多瓦、俄罗斯、乌克兰、捷克、斯洛伐克、匈牙利、保加利亚、波兰（海乌姆、卢步林、普热梅布尔、热舒夫、塔尔诺布热格、扎莫希奇）、罗马尼亚、阿尔巴尼亚、塞尔维亚、黑山、克罗地亚、斯洛文尼亚、马其顿、波斯尼亚和黑塞哥维那、德国、奥地利、比利时、瑞士、瑞典、意大利、法国（罗讷－阿尔卑斯） 非洲：利比亚、阿尔及利亚 美洲：乌拉圭、阿根廷（布宜诺斯艾利斯、圣菲）、巴西、墨西哥、加拿大（安大略）、美国（按中美农业协议，全境小麦解禁）

（续表）

产　品	来源国家或地区
水果及茄子、辣椒、番茄果实	亚洲：印度、伊朗、沙特阿拉伯、叙利亚、黎巴嫩、约旦、巴勒斯坦、以色列、塞浦路斯、土耳其 欧洲：匈牙利、德国、奥地利、比利时、法国（苹果除外）、西班牙、葡萄牙、意大利、马耳他、塞尔维亚、黑山、克罗地亚、斯洛文尼亚、马其顿、波斯尼亚和黑塞哥维那、阿尔巴尼亚、希腊 非洲：埃及、利比亚、突尼斯、阿尔及利亚、摩洛哥、塞内加尔、布基纳法索、马里、几内亚、塞拉利昂、利比里亚、加纳、多哥、贝宁、尼日尔、尼日利亚、喀麦隆、苏丹、埃塞俄比亚、肯尼亚、乌干达、坦桑尼亚、卢旺达、布隆迪、扎伊尔、安哥拉、赞比亚、马维拉、莫桑比克、马达加斯加、毛里求斯、留尼汪、津巴布韦、博茨瓦纳、南非 美洲：美国（华盛顿州苹果和甜樱桃，加利福尼亚州有关县的葡萄，亚利桑那州、加利福尼亚州、佛罗里达州和德克萨斯州四州的柑桔除外）、墨西哥、危地马拉、萨尔瓦多、洪都拉斯、尼加拉瓜、厄瓜多尔（未成熟的青香蕉除外）、哥斯达黎加（未成熟的青香蕉除外）、巴拿马（未成熟的青香蕉除外）、牙买加、委内瑞拉、秘鲁、巴西、玻利维亚、智利、阿根廷、乌拉圭、哥伦比亚（未成熟的青香蕉除外） 大洋洲：澳大利亚
植物病原体（包括菌种、毒种）、害虫、有害生物体及其他转基因生物材料	所有国家或地区
土壤	所有国家或地区

基础知识4

过境植物检疫

　　过境植物检疫系指对由境外启运，通过我国境内继续运往第三国或地区的植物、植物产品和其他检疫物及其包装容器、包装物和运输工具实施检疫和必要的检疫处理。过境植物检疫依据《中华人民共和国进出境动植物检疫法》第二章、第四章和《中华人民共和国进出境动植物检疫法实施条例》第二章、第五章的规定进行检疫。

一、过境植物检疫的适用范围

　　1.经陆路通过我国境内原装直接过境运输的检疫物；

　　2.入境后在我国口岸经换装或改换其他运输工具运出境外的检疫物；

　　3.由船舶或飞机装运入境，改换航线重新装运出境的通运检疫物；

　　4.属于亚欧大陆桥海铁联运方式的国际集装箱过境运输的检疫物。

二、过境植物检疫的作用

过境植物检疫的目的是防止过境植物、植物产品和其他检疫物传带的植物危险性病、虫、杂草传入我国或第三国,保护国内外农、林业生产和生态平衡,使国际贸易正常、有序地进行。过境植物检疫的作用主要有:

1. 防止植物危险性病、虫、杂草传入,保护农、林业生产安全。过境的植物、植物产品和其他检疫物在穿越我国或在我国停放换装,都可能将有害生物遗落或扩散。由于我国国土面积大,运输距离长,因而过境物品会在我国境内有较长的滞留期,同时我国四季分明、温湿度变化明显,会给植物危险性病、虫、杂草的繁殖和传播创造良好的时机和条件。如1990年建成的亚欧大陆桥所经路线横贯我国东西,途经我国主要的农、牧业区,一旦植物危险性病、虫、杂草传入,将对我国的农牧业生产带来不可估量的损失。因此,过境植物检疫对防止危险性病、虫、杂草传入,对保护国内农、林业生产安全,对维护国家主权都具有极其重要的作用。

2. 履行国际义务,促进国际贸易

随着世界政治经济格局的变化和经济贸易交流的扩大,物流的畅通越来越重要。由于地理条件的限制,各国或地区间的货物往来不可能都是直接相通,而必须经其他国家或地区才能完成,因而产生了在其他国家或地区过境的问题。一个国家或地区向另一个国家或地区运送物资,在对我国国家主权和安全不构成损害和威胁时,我们将按国际惯例给予方便。过境的植物、植物产品和其他检疫物在符合我国有关检疫要求的条件下,可以获得过境许可。因此,过境植物检疫是促进国际贸易发展的一个重要环节,也是我们履行国际义务的一个重要方面。

实务操作提示

亚欧大陆桥国际集装箱运输的过境植物、植物产品和其他检疫物的检疫

大陆桥是指以横贯大陆的铁路为桥梁,以铁路两端的海港为桥头堡的运输通道,大陆桥运输是指海陆联运的集装箱运输方式,即海—陆—海连接运输。与传统的国际运输方式相比,大陆桥运输具有明显的优势:一是运输距离大为缩短。大陆桥横穿大陆,比绕道海路近得多,目前世界上开通的西伯利亚大陆桥、北美大陆桥和新亚欧大陆桥等3条主要大陆桥,一般比传统的海运路线缩短 1/2～1/3。二是速度快、时间短。由于大陆桥运距较近,且能使用铁路集装箱专用直达列车,中间环节少,运行速度快,从而节省了大量的途中运输时间,并使运行时间有了保证。三是运行质量高。1990年9月12日,我国北疆铁路与原苏联的土西铁路顺利接轨,形成了继西伯利亚大陆桥之后,又一条横贯亚欧大陆的

更为便捷的铁路通道,这条大陆桥目前确定的东桥头堡是我国的连云港和日照。西行穿越哈萨克斯坦等中亚地区,经俄罗斯、白俄罗斯、乌克兰、波兰、德国等欧洲国家,抵达大西洋东岸荷兰的鹿特丹、比利时的安特卫普等欧洲口岸。

为适应国际贸易的需要,协调我国亚欧大陆桥国际集装箱运输工作,国家计划委员会会同铁道部、交通部、对外经济贸易部、海关总署、卫生部和农业部,于 1991 年 7 月 9 日印发了《关于亚欧大陆桥国际集装箱过境运输管理试行办法》,该办法规定:

1.亚欧大陆桥运输指国际集装箱从东亚、东南亚国家或地区由海运或陆运进入我国口岸,经铁路运往欧洲、中东、蒙古、朝鲜等国家或地区或相反方向的过境运输。

2.经亚欧大陆桥运输的国际集装箱箱型应符合国际标准化组织(ISO)的规定。目前只办理普通型 20、40 英尺集装箱,其他冷藏、板架、开顶等专用集装箱的运输临时议定。

3.办理过境集装箱的口岸暂定为:连云港、天津、大连、上海、广州港和阿拉山口、二连、满洲里、深圳北铁路换装站。

4.我国办理过境集装箱运输的全程经营人为中国铁路对外服务公司、中国对外贸易运输总公司、中国远洋运输总公司、中国外轮代理总公司及其在口岸所在地的分支机构和口岸所在地政府指定的少数有国际船、货代理权的企业。

全程代理人应与中国铁路经营人签署协议,按规定做好对外揽货、收货及海运、陆运等衔接服务工作。

5.办理过境集装箱铁路运输的中国段经营人为中国铁路对外服务公司。

6.口岸出入境检验检疫机构对来自非疫区的过境集装箱一般不进行检验检疫。对来自疫区的过境集装箱和装有过境植物、植物产品和其他检疫物的过境集装箱,经营人应向口岸检验检疫机构申报。

操作实务 4

过境植物检疫程序

(一)过境植物检疫的报检人

作为过境检疫物的货主一般不随货同行,过境植物、植物产品和其他检疫物运抵我国入境口岸时,应当由过境运输的承运人或者押运人负责办理过境检疫的报检手续。如陆路口岸的铁路票据交接所、铁路对外服务公司和港口的粮食转运站、对外贸易运输公司、外轮代理公司和口岸所在地政府指定的少数有国际船、货代理权的企业等。

(二)过境植物检疫申请的受理机关

出入境检验检疫机关是法定的过境植物检疫申请的受理机关,经检疫,符合过境条件的植物、植物产品和其他检疫物由入境口岸的出入境检验检疫机构负责签发过境检疫许可。

(三)过境植物检疫程序

1.报检

过境植物、植物产品和其他检疫物到达我国入境口岸时,由承运人或者押运人持运单和输出国家或者地区政府检疫机关出具的植物检疫证书向入境口岸的出入境检验检疫机构报检,申报过境植物、植物产品或其他检疫物的品名、数量、产地、输出国家或地区、输往国家或地区、过境路线、出境口岸、过境物品包装类型及包装材料、铺垫或填充物材料等。

对来自非洲大蜗牛等重要病虫疫区的集装箱,对装有植物、植物产品或其他检疫物的过境集装箱,随货一并报检。

2.检疫及检疫要求

(1)对原装运输工具过境的,查验运输工具(或装载容器)的外表有无破损,是否附着土壤、害虫及杂草等有害生物;有无撒漏的植物、植物产品或其他检疫物。

(2)换装后过境的,对有严密包装的,仅对包装外表及运输工具的边角、地板、缝隙仔细检疫,对包装散漏或散装的,对货物进行严格的现场检疫,并取样做室内检验。

(3)更换运输工具的,全面查验原运输工具上有无过境植物、植物产品或其他检疫物的残留物及动植物性铺垫物,其装载容器、包装物有无破损、撒漏或感染害虫、杂草等有害生物。

(4)对现场检疫截获的有害生物作初步鉴定后,采集样品带回室内做进一步检验和鉴定。

3.检疫处理与放行

(1)装载过境植物、植物产品和其他检疫物的装载容器、包装物、运输工具完好无损,无撒漏的,同时经外表检疫未发现危险性有害生物的,出具有关单证,准予过境。

(2)装载过境植物、植物产品和其他检疫物的装载容器、包装物、运输工具经出入境检验检疫机构检查,发现可能造成途中散漏的,出入境检验检疫机构应当要求承运人或者押运人采取密封措施,密封合格的,出具有关单证,准予过境。无法采取密封措施的,出具有关单证,不准过境。

(3)装载过境植物、植物产品和其他检疫物的运输工具、包装物经检疫发现危险性有害生物的,作如下处理:

①对可以通过清扫、喷洒药剂、熏蒸等处理方法达到除害目的的,监督承运人或者押运人用指定的方法处理合格后,出具有关单证,准予过境。

②对疫情严重,无有效处理方法的,或虽经处理,但其效果不符合检疫要求的,出具有关单证,不准过境。

(4)过境植物、植物产品和其他检疫物在过境期间,未经检验检疫机构批准,不得开拆包装或者卸离运输工具。

小 结

```
                        ┌──────────────┐
                        │  法定检验检疫物  │
                        └──────┬───────┘
                 ┌─────────────┴─────────────┐
           ┌──────────┐               ┌──────────────┐
           │  检疫审批  │               │  不需检疫审批   │
           └────┬─────┘               └──────┬───────┘
        ┌───────┴───────┐                    │
   ┌─────────┐    ┌─────────┐                │
   │  特许审批 │    │  一般审批  │               │
   └────┬────┘    └────┬────┘                │
        └───────┬──────┘                     │
              ┌─────┐                         │
              │ 报检 │◄────────────────────────┘
              └──┬──┘
```

现场检验检疫	室内检验检疫 ◄	隔离检疫	调离检验检疫（转关、分流）

```
                                    ┌────────────┬────────────┐
                              ┌──────────┐ ┌──────────┐ ┌────────┐
                              │ 现场检验检疫 │ │ 室内检验检疫 │ │ 隔离检疫 │
                              └──────────┘ └──────────┘ └────────┘
```

```
              ┌──────────┐
              │  计费收费  │
              └────┬─────┘
       合格    ┌────┴────┐   不合格
```

签发入境货物通关单 入境货物检验检疫证明等	复检合格	签发检验检疫处理通知书进行处理	复检不合格	转口、退货或销毁 签发不合格单证、退货或销毁通知书

```
              ┌──────┐
              │ 放 行 │
              └──┬───┘
              ┌──────┐
              │ 统 计 │
              └──┬───┘
              ┌──────┐
              │ 归 档 │
              └──────┘
```

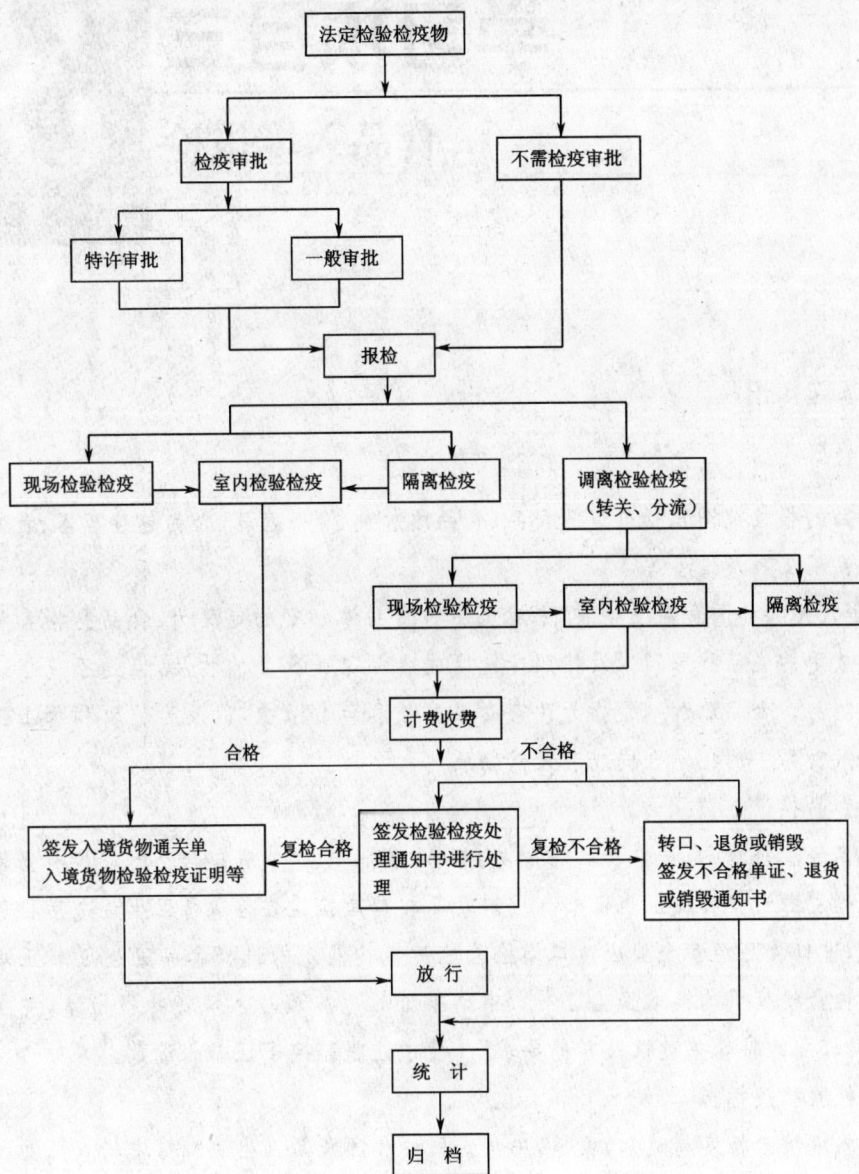

入境植物检验检疫程序

学习项目三

食品入境报检

3

基础知识

1. 入境食品的报检范围

入境食品的报检范围包括进口的食品、食品添加剂、食品容器、食品包装容器、食品包装材料和食品用工具及设备等。

在《中华人民共和国食品卫生法》中对食品和食品添加剂的定义为：食品是指各种供人食用或者饮用的成品和原料以及按照传统既是食品又是药品的物品，但是不包括以治疗为目的的物品。食品添加剂是指为改善食品品质和色、香、味，以及为防腐和加工工艺的需要而加入食品中的化学合成或者天然物质。

2. 进口食品换证

进口食品经营企业（指进口食品的批发、零售）在批发、零售进口食品时应持有当地检验检疫机构签发的进口食品卫生证书。进口食品在口岸检验合格取得卫生证书后再转运内地销售时，进口食品经营企业应持口岸检验检疫机构签发的进口食品卫生证书正本或副本到当地检验检疫机构换取卫生证书。申请换证时也应填写入境货物报检单，并在报检单上"合同订立的特殊条款以及其他要求"一栏中注明需换领证书的份数。

3. 食品检验检疫标志

国家出入境检验检疫局通知，根据《中华人民共和国食品卫生法》和《中华人民共和国进出境动植物检疫法》的有关规定，自 2000 年 1 月 1 日起对经检验检疫合格的进口食品统一加贴 CIQ（即检验检疫）标志。

加贴 CIQ 标志的进口食品范围包括：酒类、饮料类、乳制品类、糖果巧克力类、罐头类、坚果炒类以及定型包装的食用油类。据介绍，检验检疫标志的基本内容为中国检验检疫的英文缩写"CIQ"，基本样式为圆形，银色底蓝色字，标志尺寸以标志的外圆直径为准，分为 15mm、25mm 两种。

4.中文标签的申请

(1)适用范围

适用于对进出口预包装食品(以下简称进出口食品)标签的审核、检验管理。预包装食品是指预包装于容器中,以备交付给消费者的食品。食品标签是指预包装食品容器上的文字、图形、符号,以及一切说明物。

(2)主管部门

国家质检总局主管全国进出口食品标签管理工作,并负责食品标签的审核、批准、发证工作。国家质检总局和各地检验检疫机构负责食品标签审核申请的受理工作。

(3)许可条件

①食品标签标注内容符合销售国的强制性要求;

②食品标签标注内容与食品相符;

③申请人可以是进出口食品的经营者或其代理人。

(4)办理程序

政策法规咨询→签订技术服务代理协议→确定标签修改方案→设计制作标签样张→材料整理上报总局→样品检验→总局标签办审核→颁发标签审核证书→证书送达客户

(5)服务内容及费用

①标准服务

单独申报样张设计制作:2000元/个

普通包装标签设计(不含 LOGO):2000元/个

LOGO 设计:3000元/个

标签设计图案和色彩修改:1000元/个

标签含营养成分表:1000元/个

保健品申报标签:3000元/个

外文标签翻译:300元/个

申报外文资料翻译:500元/千字

费用支付办法:设计签约后支付 50%,确认后再支付剩余的 50%

②官方收费

根据国家发展改革委员会、财政部关于印发《出入境检验检疫收费办法》的通知(发改价格[2003]2357 号),收取食品标签登记审核费(含证书),每种标签 300 元,检验按 2357 号文件规定的收费标准收费。一般来说,食品的检验费不超过 400 元。

(6)申请材料

①进出口食品标签审核申请书 1 份:按要求填写完整的进出口食品标签审核申请书,标明申请日期、申请人签字并盖公章。

②食品标签样张共 8 份。

③进口食品在生产国(地区)允许生产及销售的证明文件或原产地证明。

④生产商和经销单位的营业执照(复印件),外资企业需提供外企登记证(复印件)。

⑤如标签中特别强调某一内容(如皇家特级、销售经久不衰、法定产区、珍藏版、＊＊指定产品)时,须提交证明材料。

⑥检验检疫机构出具的检测报告。

⑦如标签上标注"经 GMP 或 ISO9002 认证",则需提供相关的证明材料。

⑧如标签上标注曾获得某些荣誉或奖牌,则需提供相关的证明材料。

⑨保健食品则需提交卫生部批准的保健批文(复印件)。

⑩检验检疫机构根据审核需要要求申请人提供的其他有关材料。

⑪所有的审核上报材料,凡有外文资料的均应提供相应的中文翻译件,并加盖申请单位的公章。

(7)标签样张

①申请审核的食品标签样张应为最终进出口时实际使用的标签样张。

②标签样张制作时应尽量将所使用的标签制作在同一页 A4 纸上。如标签样张大于 A4 纸的,在提供原样张的同时,还须提供不小于 7 寸的照片或扫描在 A4 纸上的样张 3 份,以便制作证书用。

③进口食品标签只须提供进口时所实际使用的标签样张。当需要在原标签上加贴中文标签时,中文标签应加贴在主展示版面的固定位置,加贴好后形成标签样张,报请审核。食品进口时,加贴的位置及内容必须与所审批合格的标签相一致。

④食品标签中标注的外文内容,则需提供一份样张翻译件进行说明,以解释标签中外文的含义。

(8)需加盖公章的资料

①生产商及销售商的营业执照复印件

②销售证明或原产地证明

③盖章纸 40 张(所有资料都要盖章 20 张)

④样品(带包装盒)达到 200g

⑤原标签样张 2 份,原样张的翻译件 2 份

⑥中文标签样张(电子版)

⑦盖过章的申请书 2 份(食品标签申请书)

⑧食品成分表(含量)

(9)申报时间

在客户第一次提供资料后 5 个工作日内一次性给出修改和补充资料意见,客户确认

标签内容并提供齐全材料后 10 个工作日内取得受理回执,一个申请周期大约需要 50～70 个工作日,即三到四个月内可以完成一次申请。

(10)检验管理

①进出口食品报检人办理报检手续时,必须提供进出口食品标签审核证书。

②进出口食品标签未经审核或检验不合格的,进口食品不准入境,出口食品不准出口。

操作实务

入境食品的报检

一、报检要求

进口预包装食品的经营者或者其代理人在进口食品前应当向指定的检验检疫机构提出食品标签审核申请。进口预包装食品的标签内容必须符合中国法律法规和强制性标准的规定,对食品的标签审核,检验检疫机构与进口食品检验检疫结合进行。预包装食品是指经预先定量包装,或装入(灌入)容器中,向消费者直接提供的食品。食品标签是指食品包装上的文字、图形、符号及一切说明物。申请食品标签审核时除提供申请书等有关证明文件外还须提供相应的检测样品,经审核符合要求的食品标签,由国家质检总局颁发进口食品标签审核证书。进口食品的报检人在办理报检手续时,必须提供进口食品标签审核证书,否则检验检疫机构不受理报检。

凡以保健品名义报检的进口食品必须报国家食品药品监督管理局审批合格后方准进口。凡取得保健食品批号的进口保健食品,在进口时须增做功能性复核实验项目,否则一律不予签发卫生证。

二、报检应提供的单据

1. 报检人按规定填写入境货物报检单并提供合同、发票、装箱单、提(运)单等相关外贸单据。

入境货物报检单

报检单位(加盖公章):青岛捷顺报关有限公司　　　　　　　　　　　　　　＊编　号 _____

报检单位登记号:　　　　联系人:　　　电话:　　　　报检日期:2006 年 08 月 02 日

发货人	(中文)	凯友有限公司		企业性质(画"√")	☑合资 □合作 □外资		
	(外文)	CANYOU CO.,LTD					
收货人	(中文)	潍坊永发塑料制品有限公司					
	(外文)	WEIFANG YONGFA PLASTICS CO.,LTD					

货物名称(中/外文)	H.S.编码	原产国(地区)	数/重量	货物总值	包装种类及数量
聚乙烯 LLPE118W	39011000.90	沙特阿拉伯	3960 包 99000 千克	84150 美元	3960 包

运输工具名称号码	DORIAN/003			合 同 号	74271
贸易方式	进料加工	贸易国别(地区)	沙特	提单/运单号	CUDMN040690024
到货日期	20041206	启运国家(地区)	沙特	许可证/审批号	
卸毕日期	20041206	启运口岸	达曼	入境口岸	青岛
索赔有效期至		经停口岸		目 的 地	潍坊
集装箱规格、数量及号码	20'X4,HLXU4294121,HLXU4381437,HLXU4284479,HLXU50524831				

合同订立的特殊条款 以及其他要求		货物存放地点	加工厂
		用途	

随附单据(画"√"或补填)		标记及号码	＊外商投资财产(画"√")	□是□否
☑合同	□到货通知		＊检验检疫费	
☑发票	☑装箱单			
☑提/运单	□质保书		总金额(人民币元)	
□兽医卫生证书	□理货清单	N/M		
□植物检疫证书	□磅码单		计费人	
□动物检疫证书	□验收报告			
□卫生证书	□		收费人	
□原产地证	□			
□许可/审批文件	□			

报检人郑重声明:	领取证单	
1.本人被授权报检。	日期	
2.上列填写内容正确属实。 　　　　　　　　签名: 王 利	签名	

注:有"＊"号栏由出入境检验检疫机关填写　　　　　　　◆国家出入境检验检疫局制

[1－1(2000.1.1)]

2.进口食品原产地证书。

亚太贸易协定(中文文本仅供参考)

(申报和证书合一)

1.货物运自(出口人名称、地址、国家):	编号: ·····························签发 (国家)	
2.货物运至(收货人名称、地址、国家):	3.官方使用	
4.运输工具及路线		

5.税则号列	6.包装唛头及编号	7.包装件数及种类;货物名称	8.原产地标准(见背页说明)	9.毛重或者其他数量	10.发票编号及日期

11.出口人声明 　下列签字人证明上述资料及申明正确无讹,所有货物产自 ·························· (国家) 　且符合亚太贸易协定原产地规则的相关规定,该货物出口至 ·························· (进口国) ·························· 申报地点、日期及授权签字人的签字	12.证明 　根据所实施的监管,兹证明上述出口商的申报正确 ·························· 地点和日期,签字和签证机构印章

背页填制说明

一、总原则

享受关税减让优惠的货物必须符合以下条件:

1.属于《亚太贸易协定》进口成员国关税减让优惠产品清单的范围。

2.符合《亚太贸易协定》原产地规则。同批货物中的每项商品均要符合该规则。

3.符合《亚太贸易协定》原产地规则中的直接运输条款规定。一般情况下,货物必须按照第五条的规定从出口国直接运输到进口国。

二、表格各栏应填写的内容

第1栏:货物出口人。注明出口人的全称、地址和国家。须与发票上的出口人名称一致。

第 2 栏：货物收货人。注明收货人的全称、地址和国家。该收货人名称必须与发票上的进口商名称一致。如果属于第三方贸易,应该注明"凭背书"字样。

第 3 栏：官方使用。由签发证书机构填写。

第 4 栏：运输工具和线路。详细注明出口货物的运输工具和路线。如果信用证等单证未详细列明时,应注明"空运"或"海运"字样；如果货物运输途中经过第三国时,应当按照下列方式注明：例如,"空运""从老挝至印度途经曼谷"。

第 5 栏：税则号列。注明各项商品的 4 位 HS 编码。

第 6 栏：包装唛头及编号。注明包装上的唛头及编号。应当与货物包装上的唛头及编号相一致。

第 7 栏：包装件数及种类；货物名称。注明出口货物名称。应当与发票上的名称相符。准确的货物名称有助于进口国海关快速清关。

第 8 栏：原产地标准。享受关税减让优惠的货物必须符合《亚太贸易协定》原产地规则第二条的规定,是在出口成员国完全获得或者生产的,或者在出口成员国非完全获得或者生产的符合原产地规则第三条、第四条规定的。

1. 完全获得或者生产的：在第 8 栏中填写字母"A"。

2. 非完全获得或者生产的：在第 8 栏中应当按照下列方式填写：

(1)如果符合第三条规定的原产地标准,则在第 8 栏中填写字母"B"。在字母"B"的后面填上使用非成员国原产或不明原产地的材料、零件或产物的总价值,以在船上交货价格(FOB 价格)中所占的百分比表示,(如"B"50%)。

(2)如果符合第四条规定的原产地标准,则在第 8 栏中填写字母"C"。在字母"C"的后面填上在出口成员国原产成分的累计总和,以占出口货物的成本加运费、保险费价格(CIF 价格)的百分比表示,(如"C"60%)。

(3)如果符合原产地规则第十条规定的特殊比例标准,则在第 8 栏中填写字母"D"。

第 9 栏：毛重或者其他数量。注明货物毛重或其他数量(如件数、公斤)。

第 10 栏：发票编号及日期。注明发票编号及日期。随附发票上的日期不应当迟于原产地证书格式正式启用的日期。

第 11 栏：出口人声明。"出口人"是指发货人,该发货人可以是贸易商也可以是制造商。声明中应当注明原产国、进口国、地址和日期。且该栏目应当由公司授权人员签名。

第 12 栏：证明。本栏目由签证机构签章确认。

3. 预包装食品应提供进口食品标签审核证书。

4. 输出国使用的农药、化肥、除草剂、熏蒸剂及生产食品的原料、添加剂、加工方法等有关资料及标准。

📖 **操作常识**

进口食品报检的操作指南

一、进口普通预包装食品,其进口商/经销商可直接在进境口岸检验检疫机构申报,无报检资格的单位可委托持有效代理报检单位注册登记证书的代理报检单位报检。货物首次进境报检时,须提供货物发票、贸易合同、信用证、装箱清单、原产地证/自由销售证明、工商营业执照、标签审核申请表(3 份)、中文标签样张(3 份)、原标签及中文翻译件、反映产品特定属性的证明材料,必要时向施检部门提供检验报告、卫生证明文件,接受检验检疫并获得进出口食品标签备案证明书。货物非首次进境报检时,需提供货物发票、贸易合同/信用证、装箱清单、出入境检验检疫局签发的备案证明/国家质监局签发的有效的进出口食品标签审核证书(绿证),必要时向施检部门提供其他需要的文件,接受检验检疫。

二、进口已是定型包装,但不直接交付消费者食/使用的食品[如食品工业原料、使领馆自用食品、展品、样品(不含少量进口试销的食品,须提供详细证明材料)、免税店经营的食品],其进口商/经销商须在货物进境前,到出入境检验检疫局食检处办理标签审核豁免手续。进境时在入境口岸检验检疫机关报检,报检时需提供已办理获得的标签豁免证明、货物发票、贸易合同/信用证、装箱清单,必要时提供其他需要的文件(如原产地证、检验报告、卫生证明文件等)。

三、进口特殊食品,其进口商/经销商须在货物进境前,到出入境检验检疫局食检处办理获得进出口特殊食品预审证明,同时办理中文标签审核备案,并获得备案说明书。货物进境时在入境口岸检验检疫机构报检,报检时需提供已办理获得的进出口特殊食品预审证明、进出口食品标签备案证明书及已备案的中文标签样张、货物发票、贸易合同/信用证、装箱清单,必要时提供其他需要的资料。

四、由受理报检的检验检疫机构实施检验检疫,合格后签发通关单/检验检疫联系证明、卫生证书放行。进口商/经销商获得合格的卫生证书后方可销售使用该批食品。

📖 **案例分析**

查处假冒进口食品案

2001 年 6 月,烟台检验检疫局联合烟台市质量技术监督局对烟台市场经销的进口食品进行了规范整顿活动,整个活动历时 17 天。其间,对烟台各主要商场、超市、宾馆及进口食品批发商等进行了监督管理,查处一家制造假冒进口食品、使用假冒检验检疫证书、虚假标注保质期的公司,并给予停止销售、罚款等行政处罚。

2001 年 6 月 27 日,由烟台局同技术监督局稽查所组成的联合工作组开展了对烟台市经销的进口食品的集中检查活动。检查人员在对烟台百货大楼等进行检查时,发现其经销的进口的系列小食品存在卫生证书提供不全,生产日期、保质期标注不规范等较多疑点。经询问该系列进口食品均来源于同一批发商——某食品有限公司,烟台各主要商场都经销其提供的食品。针对上述情况,联合工作组决定暂时将工作重点转移到对此公司的监管上。下午两点,联合工作组追踪检查到位于烟台三站酒水批发市场的该公司批发门市部,当即对其经销的各类进口预包装食品进行了现场检查,发现标注原产地为马来西亚、韩国、巴西、美国、菲律宾、土耳其、葡萄牙、巴西、韩国、日本、中国台湾等十几个国家和地区的开心果、菠萝、香蕉片、美心巧克力、糕点、香口胶等近百个品种。检查中发现其经销的食品存在诸多疑点,如存在保质期过期和多种涂改保质期现象,同一国家出现不同国别的编码,包装及标识粗糙不规范,外包装标示与内容物不符,外包装食品有生产日期但未封口等。

在现场,检查人员还发现用于涂改保质期的数码色带、指甲油,散装原料香蕉片、青豆、杨梅干等(外包装上无任何标注)。针对上述异常,联合工作组成员在各自职权范围内展开了全面的调查和取证工作。其间由于当事人不配合工作,辖区内的值班民警到达现场对违法当事人进行监控,并责令当事人配合行政执法检查工作。当事人在联合执法的强有力的法律威严下,终于在当天晚上说明了身份,提供了加工和存货仓库各一处。

在加工场所兼住处,联合工作组发现一批由文锦渡检验检疫局出具的检验检疫证书(17份)、CIQ标志(11张2200枚),电动油墨印码机、多功能自动塑料薄膜连续封口机各一台,食品空包装袋28种共22450个(其中进口食品包装袋近3分之一),已印好的不干胶生产日期3万多个,用于涂改日期的指甲油及棉棒一宗,散装原料西梅、杨梅若干(个别原料已发霉),此外还发现美国产的过期咖啡两箱23瓶(保质期1998年)。联合小组对上述情况分别进行了取证,对批发部、仓库进行了封存以待进一步核查。

由于此案涉及烟台市几乎所有大商场、超市,联合工作组针对27日的检查情况,2001年6月28日,以技术监督局稽查所为主,对烟台市有关商场经销的此类小食品全部予以查封,共57种、1947袋(盒)。

烟台局在对烟台华联商场查封时,又收缴了5份由文锦渡局出具的卫生证书。对于上述证书,烟台局多次与文锦渡检验检疫局取得联系,请该局协助调查,鉴别真伪。文锦渡检验检疫局给予大力协作。证实上述23份卫生证书中,有5份为该局出具,1份与该局出具的该编号的证书内容不相符,其余17份该局未曾出具过其编号的卫生证书。据目前初步调查,该公司销售的该系列食品遍布山东省自潍坊以东的各大小商场、超市,其分布之广,经营品种之多,金额之大都是较为少见的。初步认定该公司涉嫌:1.制造、销售假冒进口食品;2.使用虚假检验检疫证书;3.CIQ标记乱贴;4.涂改进口食品保质期,将过期食品改为合格食品。

2001年7月30日,配合技术监督局对该公司实施了行政处罚(鲁烟技监罚字A[2001]第(024)号):1.停止销售冒用检验结论、伪造产地、篡改生产日期的小食品;2.罚款3万元整。并对过期的不合格进口食品进行了清点,采取了销毁等处理措施。

二、案件分析

在此次规范整顿活动中,针对检验检疫证书、CIQ标志、中文标签的检查情况来看,各主要商场进货时把关相对较正规。烟台市场销售的进口食品均存在一定的问题,其主要情况如下:

1.进口食品随附的检验检疫证书基本为复印件(易于造假),原因为由于经过多个批发环节,供货方提供副本原件较为困难,今后应对进入烟台销售的进口食品统一换证,为销售商提供证书原件并为相关执法部门提供依据。

2.个别种类的进口食品无中文标签,尤以韩国产预包装食品居多。已责令限期加贴。

3.进口食品上的 CIQ 标识版本较多,部分洋酒上可见有"CHF"标识,部分食品上所贴的 CIQ 标识位置不当,消费者较难看到。

4.经营者掌握的进口食品知识较少,在检查中许多经营者对合格、正规的进口食品应具备的手续不清楚,今后应加强对他们的培训。

小　结

本项目主要介绍食品入境报检的相关知识,并通过简单的案例分析了进口食品检验检疫的注意事项。本项目要求掌握入境食品的报检范围、报检要求以及报检所需提供的单据等,熟知进口食品报检的操作指南。

学习项目四

入境机电产品的申报

4

基础知识

机电产品(含旧机电产品),是指机械设备、电气设备、交通运输工具、电子产品、电器产品、仪器仪表、金属制品等及其零部件、元器件。

进口机电产品应当符合我国有关安全、卫生和环境保护等法律、行政法规和技术标准等的规定。

商务部负责全国机电产品进口管理工作。国家机电产品进出口办公室设在商务部。

各省、自治区、直辖市和计划单列市、沿海开放城市、经济特区机电产品进出口办公室和国务院有关部门机电产品进出口办公室(简称为地方、部门机电办)受商务部委托,负责本地区、本部门机电产品进口管理工作。

国家对机电产品进口实行分类管理,即分为禁止进口、限制进口和自由进口三类。

基于进口监测需要,对部分自由进口的机电产品实行进口自动许可。

有下列情形之一的机电产品,禁止进口:

(一)为维护国家安全、社会公共利益或者公共道德,需要禁止进口的;

(二)为保护人的健康或者安全,保护动物、植物的生命或者健康,保护环境,需要禁止进口的;

(三)依照其他法律、行政法规的规定,需要禁止进口的;

(四)根据中华人民共和国所缔结或者参加的国际条约、协定的规定,需要禁止进口的。

有下列情形之一的机电产品,限制进口:

(一)为维护国家安全、社会公共利益或者公共道德,需要限制进口的;

(二)为保护人的健康或者安全,保护动物、植物的生命或者健康,保护环境,需要限制进口的;

(三)为建立或者加快建立国内特定产业,需要限制进口的;

(四)为保障国家国际金融地位和国际收支平衡,需要限制进口的;

（五）依照其他法律、行政法规的规定，需要限制进口的；

（六）根据中华人民共和国所缔结或者参加的国际条约、协定的规定，需要限制进口的。

操作常识

产品认证

一、强制性产品认证

强制性产品的认证是国家对涉及人类健康和安全，动植物生命和健康，以及环境保护和公共安全的产品实行必须认证的一种制度，叫强制性产品认证制度。

1. 强制性产品认证适用范围

国家对强制性产品认证公布统一的《中华人民共和国实施强制性产品认证的产品目录》（以下简称《目录》），凡列入《目录》的产品，必须经国家指定的认证机构认证合格，取得指定认证机构颁发的认证证书并加施认证标志后，方可出厂销售、进口和在经营性活动中使用。

2. 主管机构

国家认证认可监督管理委员会主管全国认证认可工作，负责全国强制性产品认证制度的管理和组织实施工作。

3. 认证程序

国家认证认可监督管理委员会指定的认证机构，在指定的工作范围内按照产品认证实施规则开展认证工作。认证的程序包括以下全部或者是部分环节：

（1）认证申请和受理

（2）型式试验

（3）工厂审查

（4）抽样检测

（5）认证结果评价和批准

（6）获得认证后的监督

二、强制性产品认证民用商品

1. 民用商品入境验证是指国家对实行强制性产品认证的民用商品，在通关入境时由出入境检验检疫机构核查其是否取得必需的证明文件（指的是强制性产品认证证书）。

2. 对列入《出入境检验检疫机构实施入境验证的进口许可制度民用商品目录》内的检验检疫类别中，标有"L"标记的进口商品的收货人或其代理人，在办理进口报检时，应提供进口许可制度相关的证明文件（指的是强制性产品认证证书）。

旧机电产品

所称旧机电产品是指符合下列条件之一者：

1.已经使用，仍具备基本功能和一定使用价值的机电产品；

2.未经使用但存放时间过长，超过质量保证期的机电产品；

3.未经使用但存放时间过长，部件产生明显有形损耗的机电产品；

4.新旧部件混装的机电产品；

5.大型二手成套设备。

(1)进口的旧机电产品必须符合我国有关安全、卫生和环境保护的国家技术规范的强制性要求。

(2)国家质量监督检验检疫总局(以下简称国家质检总局)主管全国进口旧机电产品检验监督管理工作。国家质检总局设在各地的出入境检验检疫机构(以下简称检验检疫机构)负责所辖地区进口旧机电产品检验监督管理工作。

(3)国家根据需要，对涉及国家安全、环境保护、人类和动植物健康的旧机电产品实施装运前预检验和到货检验，并以到货检验结果为准；对其他进口旧机电产品实施到货检验。

(4)进口旧机电产品未经检验或者经检验不符合我国有关安全、卫生和环境保护等国家技术规范强制性要求的，不得销售、安装和使用。

知识链接

进口旧机电产品备案

进口旧机电产品的收货人或者其代理人(以下简称备案申请人)应当按照规定在合同签署之前向备案机构申请办理备案手续。

按照有关规定须在国家质检总局备案的进口旧机电产品的收货人或者其代理人，在备案前应当持规定的备案资料向所在地直属检验检疫局申请备案初审。直属检验检疫局将初审意见和备案有关资料报送国家质检总局。

申请备案时，备案申请人应当填报进口旧机电产品备案申请书，说明进口旧机电产品的名称、规格、型号、数量、金额、产地、制造日期、用途、使用地点等，并按照有关要求提供其他相关资料。备案申请人提交的申请资料应当真实、完整。

进口用于销售、租赁或者维修等用途且国家实施强制性产品认证制度、进口质量许可管理以及有其他规定要求的旧机电产品的，备案申请人申请备案时必须提供相应的证明文件。

备案机构对备案申请的审核内容包括：

(一)对备案申请资料的真实性、完整性和一致性进行审核；

学习项目四　入境机电产品的申报

（二）进口旧机电产品是否符合强制性产品认证制度、进口质量许可管理的要求；

（三）进口旧机电产品是否符合我国有关安全、卫生、环境保护等国家技术规范的强制性要求。

备案申请经审核合格后，旧机电产品需由商务部、国务院有关部门或者地方机电产品进出口管理机构签发进口证明文件的，备案机构出具进口旧机电产品拟备案工作联系单，收货人或者其代理人到相关部门取得进口证明文件后，备案机构予以备案；旧机电产品不需由商务部、国务院有关部门或者地方机电产品进出口管理机构签发进口证明文件的，备案机构直接予以备案。

备案申请经审核不符合要求的，不予备案。

备案机构应当在 5 个工作日内，确定该批进口旧机电产品是否需要实施装运前预检验。

对需要实施装运前预检验的，备案机构出具进口旧机电产品装运前预检验备案书（以下简称备案书）。

对不需要实施装运前预检验的，备案机构出具进口旧机电产品免装运前预检验证明书（以下简称免预检验证明书）。

操作实务

旧机电产品的报检

1. 国家规定进口旧机电产品的收货人在签订对外贸易合同前，应当向国家质检总局或者出入境检验检疫机构办理备案手续。

（1）凡列入《国家质检总局办理备案的进口旧机电产品目录》的进口旧机电产品，经所在地直属检验检疫局初审后，报国家质检总局备案。

（2）目录外的进口旧机电产品由所在地直属检验检疫局受理备案申请。

（3）国务院国有资产监督管理委员会履行出资人职责的企业及其所属的经营性企业进口旧机电产品的备案申请，由国家质检总局受理。

（4）列入《不予备案的进口旧机电产品目录》的进口旧机电产品，除国家特别需要并经国家质检总局批准之外，进口旧机电产品备案机构一律不予受理备案申请。

2. 进口旧机电产品的单位，在签署合同或协议时，必须订明该产品的检验依据及各项技术指标等的检验条款。

3. 进口旧机电产品，报检时应提供商务部或地方、部门机电办签发的注明为旧机电的相关机电进口证明。

4. 列入《强制性产品认证目录》的旧机电产品，用于销售、租赁或者专业维修用途的，备案申请人在提交规定的备案申请资料的同时，还必须提供相应的"CCC 认证"证明文件。

5. 进口旧机电产品报检时，须经装运前检验的产品，需提供进口旧机电产品装运前检验备案书、进口旧机电产品装运前检验证书、进口旧机电产品装运前检验报告。

无须装运前检验的产品，须提供进口旧机电产品免装运前预检验证明书。

165

进口旧机电产品备案申请书

申请号：

申请人名称及地址：

联系人姓名：   电话：   传真：

收货人名称及地址：

发货人名称及地址：

备案产品名称、型号：

备案产品数量：   备案产品金额：

备案产品产地、所在地：   备案产品制造日期：

备案产品的用途：□企业自用   □市场销售   □其他_____

根据《进口旧机电产品检验监督管理办法》的有关规定，特就上述拟进口的旧机电产品申请备案，随附单证（共 页）：

□申请人营业执照（复印件）   □收货人营业执照（复印件）

□发货人营业执照（复印件）   □合同（协议）

□国家允许进口证明文件（复印件）□装运前预检验申请书

□拟进口旧机电产品清单（包括：名称、编码、数量、规格型号、产地、制造日期、制造商、新旧状态、价格、用途）

□其他资料

申请人（单位）郑重声明：

上述填写内容及随附单证正确属实，如申请备案产品须实施装运前预检验，本人（单位）将遵照《进口旧机电产品检验监督管理办法》的有关规定执行，并提供必要的检验条件。

申请人（单位章）：

代 表 人：

申请日期：   年 月 日

进口旧机电产品装运前预检验申请书

申请单位名称及地址：

联系人姓名：   电话：   传真：

收货人名称及地址：

发货人名称及地址：

产品名称、型号：

产品数量：   产品金额：USD   万

产品启运地：   产品制造日期：

拟进口日期： 年 月至 年 月   入境口岸：

产品的用途：□企业自用（用于生产/制造   产品）

□市场销售   □其他

根据《进口旧机电产品检验监督管理办法》的有关规定，特就上述拟进口的旧机电产品向贵局申请装运前预检验，并随附：

□拟进口旧机电产品清单   □邀请函   □其他资料：

代 表 人：

申请单位（公章）：

申请日期：   年 月 日

操作实务 2

电池产品的报检

1. 从 2001 年 1 月 1 日起,进出口电池产品汞含量由检验检疫机构实施强制检验。

2. 进出口电池产品实行备案和汞含量年度专项检测制度。汞含量专项检测由国家质检总局核准实施进出口电池产品汞含量检测的实验室实施并出具电池产品汞含量检测合格确认书,有效期一年。受理备案申请的检验检疫机构凭该确认书审核换发进出口电池产品备案书。

3. 进口电池产品的收货人或者其代理人在报检时应提供进出口电池产品备案书。

小　结

进口旧机电产品的收货人在签订对外贸易合同前,应当向国家质检总局或者出入境检验检疫机构办理备案手续。

进口旧机电产品,报检时应提供商务部或地方、部门机电办签发的注明为旧机电的相关机电进口证明。

列入《强制性产品认证目录》的旧机电产品,用于销售、租赁或者专业维修用途的,备案申请人在提交规定的备案申请资料的同时,还必须提供相应的"CCC 认证"证明文件。

进口旧机电产品报检时,须经装运前检验的产品,需提供进口旧机电产品装运前检验备案书、进口旧机电产品装运前检验证书、进口旧机电产品装运前检验报告。无须装运前检验的产品,须提供进口旧机电产品免装运前预检验证明书。

学习项目五

入境汽车的申报

5

基础知识

入境汽车报检需注意的问题和规定

1. 进口汽车入境口岸检验检疫机构负责进口汽车入境检验工作,用户所在地检验检疫机构负责进口汽车质保期内的检验管理工作。

2. 对转关到内地的进口汽车,视通关所在地为口岸,由通关所在地检验检疫机构负责检验。

3. 对大批量进口汽车,外贸经营单位和收用货主管单位应在对外贸易合同中约定在出口国装运前进行预检验、监造或监装,检验检疫机构可根据需要派出检验人员参加或者组织实施在出口国的检验。

4. 经检验合格的进口汽车,由口岸检验检疫机构签发入境货物检验检疫证明,并一车一单签发进口机动车辆随车检验单;用户在国内购买进口汽车时必须取得检验检疫机构签发的进口机动车辆随车检验单和购车发票。

5. 在办理正式牌证前到所在地检验检疫机构登检,用进口机动车辆随车检验单换发进口机动车辆检验证明,作为到车辆管理机关办理正式牌证的依据。

进口成套设备

进口成套设备是指整条生产线、整个工厂或车间、完整的工程项目或技术改造项目、整个工艺过程中的设备及装置设施和与国产设备配套组成的成套设备中的进口关键设备。包括项目成套类、设备成套类、工艺成套类和分期分批多次进口可组合(组装)成符合上述情况的进口设备(含以前进口的和将要进口的)。

操作实务

进口汽车的报检

(一)报检要求

进口汽车的收货人或其代理人应持有关证单在进境口岸或到达站办理报检手续,口岸检验检疫机构审核后签发入境货物通关单。进口汽车入境口岸检验检疫机构负责进口汽车入境检验工作,用户所在地检验检疫机构负责进口汽车质保期内的检验管理工作。转关到内地的进口汽车,视通关所在地为口岸,由通关所在地检验检疫机构负责检验。大批量进口的汽车,应在对外贸易合同中约定在出口国进行装运前预检验、监造或监装,检验检疫机构可根据需要派出检验人员参加或者组织实施在出口国的检验。经检验合格的进口汽车,由口岸检验检疫机构签发入境货物检验检疫证明,并一车一单签发进口机动车辆随车检验单;用户在国内购买进口汽车时必须取得检验检疫机构签发的进口机动车辆随车检验单和购车发票。在办理正式牌证前到所在地检验检疫机构登检、换发进口机动车辆检验证明,作为到车辆管理机关办理正式牌证的依据。

各有关单位在办理进口机动车辆的有关事宜时,按《进口机动车辆制造厂名称和车辆品牌中英文对照表》规定的进口汽车、摩托车制造厂名称和车辆品牌中文译名进行签注和计算机管理。对未列入《进口机动车辆制造厂名称和车辆品牌中英文对照表》的进口机动车制造厂商及车辆品牌,在申请汽车产品强制性认证时,进口关系人应向国家指定的汽车产品认证机构提供进口机动车制造厂商和(或)车辆品牌的中文译名。经指定认证机构审核后,报国家质检总局备案并通报各有关单位。

2008年3月1日起,检验检疫机构对进口机动车实施车辆识别代号(简称 VIN)入境验证管理。

进口机动车的车辆识别代号(VIN)必须符合国家强制性标准《道路车辆　车辆识别代号(VIN)》(GB16735—2004)的要求。对 VIN 不符合上述标准的进口机动车,检验检疫机构将禁止其进口,公安机关不予办理注册登记手续,国家特殊需要并经批准的,以及常驻我国的境外人员、我国驻外使领馆人员自带的除外。

为便利进口机动车产品报检通关,在进口前,强制性产品认证证书(CCC 证书)的持有人或其授权人可向签发 CCC 证书的认证机构提交拟进口的全部机动车 VIN 和相关结构参数资料进行备案,认证机构在对上述资料进行核对、整理后上报国家质检总局及认监委,以便口岸检验检疫机构对进口机动车产品的 VIN 进行入境验证。

如果检验检疫机构在进口汽车检验中发现安全质量问题,国家质检总局将根据规定发出公告,要求制造商召回有缺陷的产品,尽快采取措施,消除安全隐患。例如,日本产五十铃(ISUZU)CXH50S 和 CXH50T 底盘存在安全隐患,国家质检总局责令相关认证机构吊销日本产五十铃 CXH50S 及 CXH50T 底盘车的强制性产品认证证书(证书号2003011101039752 中 CXH50S/CXH50T 两款车),禁止进口;各地检验检疫机构停止办理上述两种车型的报检和相关检验检疫手续。要求中国境内的日本产五十铃 CXH50S 和 CXH50T 底盘车的用户尽快进行安全检查。对已发生使用中转向系存在干涉现象的车辆,立即停止使用,以避免安全事故的发生。

(二)报检应提供的单据

1.直接从国外进口的,收货人或代理人在入境口岸报检时应提供:

(1)外贸单证[合同、发票、提(运)单、装箱单];

(2)进口安全质量许可证复印件;

(3)汽车空调器压缩机的证明;

(4)海关出具的进口货物证明正本及复印件；

(5)有关技术资料。

2.国内购买的,进口汽车的用户在报检时应提供口岸检验检疫机构签发的进口机动车辆随车检验单和海关出具的进口货物证明的正本及复印件。

中华人民共和国出入境检验检疫

进口机动车辆随车检验单

报检单位：　　　　　　　　电话：　　　　编号＿＿＿＿＿＿

收货人	（中文）	
	（外文）	
发货人	（中文）	
	（外文）	
入境日期		合同号	
发货港（外文）		发票号	
卸货港		发票所列数量	
运输工具		提/运单号	
品名及型号		提/运单日期	
（中、外文）		质量保证期	
发动机号		标记及号码	
底盘（车架）号			
车辆识别代号（VIN）			

检验情况

1.一般项目检验

2.安全性能检验

签字：　　　　　　　　日期：　　年　　月　　日

操作实务 2

进口成套设备的报检

(一) 报检要求

一、口岸登记的要求

1.核对装运设备的包装方式及包装的件数。

2.核对包装上所刷的唛头标记。

3.检查包装的外表是否完好,有无在运输、装卸过程中造成的异常情况的痕迹。

4.检查装运设备的包装的放置方式是否与包装上的指示与警告标志所提示的要求相符。

二、开箱检验的要求

1.检查设备所采取的衬垫、固定、密封、防震防锈、防潮等措施的情况及效果;检查设备的外表是否完好,是否有在正常的交货状态下不应有的异常状况或异常痕迹。

2.核对设备及设备部件型号、规格、数量;对与成套设备的使用有关的技术文件,核对文本数量与文本类目。

3.按照检验计划和实施方案对设备、材料进行抽样,并进行安全性能检验和制造质量检验。合同中包含设备试生产考核所用原材料、辅料的,还应对原材料、辅料进行抽样检验。

三、安装调试检验的要求

1.检查设备及其部件的安装尺寸;在具备条件的情况下,检查设备的主要零部件、连接件、配件、附件等的尺寸精度、形状精度或者其他所要求的加工精度。

2.通过对设备的安装,进一步检查每台、每套设备及附件的完整性。

3.对已安装好的设备,结合调试检查其各部分的配合精度、定位精度,检查设备的参数。

4.对需在安装后进行安全性能检验的设备,按照检验计划和实施方案进行检验。

四、试运转检验的要求

1.检查各套设备在空载或负载状态下运行的稳定性及实现各种功能的准确性和可靠性。

2.检查设备中的各种安全防护装置在设定条件下实现安全保护的可靠性。

3.检查设备在联动状态下运行时实现其各种系统功能的可靠性与准确性、系统工作精度、系统工作参数与技术指标。

五、试生产考核检验的要求

1.按合同规定的生产条件、工艺条件及考核条件(以下简称规定的条件),检验设备的工作能力或者生产能力、工作效率或者生产效率。

2.按规定的条件生产或工作时所产生的噪音、粉尘、废气、废水或者其他公害或污染的程度是否控制在合同规定的限度内,并且不违反我国有关安全卫生法律、法规及行政规定。

3.对按规定条件生产出的产品的各项质量指标进行检验。

4.对在规定条件下运转的设备的稳定性、可靠性继续进行检查。

六、质量保证期检验的要求

1. 设备是否始终按规定的条件进行日常的生产或工作运行。

2. 设备是否得到良好的妥当的维护、保养及正确的操作,因而是不会由外部因素影响或者损害其应有的质量特性。

3. 设备在得到良好的维护、保养及正确的操作并按规定的条件投入日常运行的情况下,按第五条试生产考核检验的要求继续进行跟踪检验。

小 结

进口汽车入境口岸检验检疫机构负责进口汽车入境检验工作,用户所在地检验检疫机构负责进口汽车质保期内的检验管理工作。大批量进口的汽车,应在对外贸易合同中约定在出口国进行装运前预检验、监造或监装,检验检疫机构可根据需要派出检验人员参加或者组织实施在出口国的检验。经检验合格的进口汽车,由口岸检验检疫机构签发入境货物检验检疫证明,并一车一单签发进口机动车辆随车检验单;用户在国内购买进口汽车时必须取得检验检疫机构签发的进口机动车辆随车检验单和购车发票。在办理正式牌证前到所在地检验检疫机构登检、换发进口机动车辆检验证明,作为到车辆管理机关办理正式牌证的依据。

学习项目六

石材入境报检

6

基础知识

进口石材的范围

进口石材的报检范围是《商品名称及编码协调制度》中编码为 2515、2516、6801、6802 项下的商品。

HS 编码　　　　　商品名称

25151100　原状或粗加修整大理石或石灰华

25151200　矩形大理石及石灰华（用锯或其他办法切割成矩形）

25152000　其他石灰质碑用或建筑用石，蜡石

25161100　原状或粗加修整花岗岩

25161200　矩形花岗岩（用锯或其他办法切割成矩形）

25162100　原状或粗加修整砂岩

25162200　矩形砂岩（用锯或其他办法切割成矩形）

25169000　其他碑用或建筑用石

68010000　长方砌石、路缘石、扁平石［由天然石料（不包括板岩）所制］

68021010　大理石制砖瓦、方块及类似品（不论是否为矩形，可置入边长小于 7 厘米的方格）

68021090　其他石料制砖瓦、方块及类似品［可置入边长小于 7 厘米的方格（板岩除外，但包括板岩制嵌石）］

68022110　经简单切削或锯开的大理石及制品

68022190　经简单切削或锯开的石灰华及蜡石（包括制品）

68022200　经简单切削或锯开的其他石灰石

68022300　经简单切削或锯开的花岗石及制品

68022900　经简单切削或锯开的其他石及制品（不包括板岩）

68029110　大理石、石灰华及蜡石制石刻

68029190　其他已加工大理石及蜡石及制品（包括已加工石灰华及制品）

68029210 其他石灰华制石刻

68029290 其他已加工石灰华制石刻

68029310 花岗岩制石刻

68029390 其他已加工花岗岩及制品

68029910 其他石制成的石刻(不包括板岩制成的石刻)

68029990 其他已加工的石及制品(不包括板岩及制品)

知识链接

进口石材检验检疫监管政策

1. 主要文件、规章

(1)国家强制性标准 GB6566—2001《建筑材料放射性核素限量》

需要特别指出的是,这个标准是 2001 年经国务院批准发布的室内装饰装修材料有害物质 10 项标准中的一个,包括陶瓷砖。

(2)国家质检总局、外经贸部、海关总署 2001 年第 14 号公告

主要内容:自 2002 年 1 月 1 日起,对进口石材实施法定检验;该类商品的环境控制要求必须符合国家标准《民用建筑工程室内污染环境控制规范》和《室内建筑装饰材料有害物质限量》中相关材料的有害物质的限量规定;经检验不符合国家有关限量规定的,不得销售和使用;涉及 2515、2516、6801、6802 项下共 24 个编码的商品,其中 2515 计 3 个、2516 计 5 个、6801 计 1 个、6802 计 15 个。

(3)国家质量监督检验检疫总局公告第 117 号(2003-12-18)

①室内装饰用石材实施批批放射性检验。

②一旦发现放射性严重,在当日内立即采取有效的安全隔离防护措施,并报告国家质检总局,同时书面通知当地政府、海关、环保、港务等部门。有关贸易关系人应立即将货物退运出境,对情节严重的,按照现行有关法律法规,移交相关部门依法处置。

③国家质检总局将会同有关部门对高放射性风险的货物,制定临时性管制措施,以进一步加强此类货物的进口管制。

④进口石材放射性的界定幅度,按照室内装饰装修材料限量国家强制性标准《建筑材料放射性核素限量》(GB6566—2001)中对 C 类石材的限量掌握。

2. 管理方式

(1)国家质检总局检验监管司主管全国进口石材的检验监管工作。

(2)对进口石材实施放射性检验,以同一报检批为检验批,采取现场抽查检测和实验室核素分析相结合的检验模式,并逐步实行分类管理。

(3)口岸检验检疫机构负责对进口石材实施检验监管和统计工作。

(4)口岸检验检疫机构指定现场放射性检测场站(以下简称"现场检测场站")。

法律法规

进口石材检验监管工作操作程序

国质检检[2004]34 号《进口石材检验监管工作操作程序》主要规定石材放射性检验监管工作。

1. 报检证单要求

报检人按《出入境检验检疫报检规定》，到入境口岸检验检疫机构办理报检。报检人除提供合同、发票、提单和装箱单等资料外，还应提供符合 GB6566－2001 分类要求的石材说明书，注明石材原产地、用途、放射性水平类别和适用范围等；报检人未提供说明书或者说明书中未注明的，均视为使用范围不受限制，检验时依据 GB6566－2001 规定的最严格限量要求进行验收，即石材荒料按建筑主体材料要求验收，石材板料按 A 类装修材料要求验收。

口岸检验检疫机构受理报检后，场地无法实施现场检测的，应告知报检人将进口石材运抵可实施现场检测的场站（以下简称现场检测场站）。

2. 检测要求

（1）口岸检验检疫机构应在石材运抵现场检测场站后 2 个工作日内实施现场放射性检测。

（2）检测前应仔细核对货证，按不同检验批分别进行放射性检测。

（3）检测仪器灵敏度和稳定性应符合石材检测要求，且必须在计量有效期内。检测仪器可以选用便携式 γ 辐射仪、便携式 γ 能谱仪或门式放射性测定仪，同一类型仪器应尽可能选取相同的检测条件（如检测距离等）。

（4）对于散装天然石材荒料，抽检石材数量应不少于 30％，一旦发现有超过可疑值的，应逐块进行检测。对于集装箱装石材，应逐箱进行检测。

（5）对于集装箱装石材，可采取箱体表面检测（应考虑到集装箱屏蔽作用）与开箱检测相结合的办法，必要时可进行掏箱检测。

（6）实施现场放射性检测时，应根据石材堆放情况和石材的厚度、表面积大小等，正确选取检测点，尽可能避免周围石材的干扰。每一检测点应至少检测 5 次，取平均值。

3. 结果处理

（1）现场检测结果低于可疑值的，免于做核素分析和对货物的监管，出具入境货物检验检疫证明，但不注明相应放射性分类等级。石材说明书中有特殊用途或使用要求的，证书中注明相应用途和使用范围。

（2）现场检测结果高于可疑值的，要求贸易关系人提供核素分析报告，并保留对石材进一步监管的权利。

（3）如发现放射性情况较严重的，应根据辐射保护有关规定，采取相应的防护措施。

4. 出证规定

原则：根据天然放射性核素分析报告和 GB6566 判断并出证。

（1）符合使用范围不受限制的建筑材料要求的，出具入境货物检验检疫证明，可注明相应的放射分类等级和适用范围。

中华人民共和国出入境检验检疫

入境货物检验检疫证明

编号：＿＿＿＿＿＿＿＿

收货人	潍坊华盛塑料制品有限公司		
发货人	CANYOU CO. ,LTD		
品名	LLDPE 118W	报检数/重量	99000KGS
包装种类及数量	3960 包	输出国家或地区	沙特阿拉伯
合同号	74271	标记及唛头	
提/运单号	CUDMN040690024		N/M
入境口岸	青岛		
入境日期	2006-12-06		
说明： 上述货物已经检验检疫，准予销售/使用。 签字： 日期：			
备注：			

A0015899

（2）不符合前款规定要求，但符合石材说明书用途的，出具入境货物检验检疫证明，注明石材放射性分类等级、用途或使用范围。

（3）不符合（1）款规定要求或石材说明书用途的，出具检验证书，注明限制使用范围。

5. 监督管理

（1）符合前款之（2）要求的，口岸局将入境货物检验检疫证明副本抄送当地有关主管部门，必要时进行跟踪监管。

（2）属于前款之（3）范围的进口石材，符合限制使用装修材料要求的，口岸局可将证书副本抄送当地有关主管部门，由当地有关主管部门进行妥善处理。发现放射性严重超标（远大于 C 类界定值）的建筑装修材料，证书副本抄送海关，责令货主做退货处理。

（3）收货地不在本地，而使用范围受限制的石材，口岸局应将入境货物检验检疫证明或检验证书副本抄送目的地检验检疫机构，由目的地检验检疫机构与当地主管部门联系处理。

（4）口岸检验检疫机构应建立进口石材商品档案和数据库。商品档案内容包括超过A 类限量要求的进口石材档案、石材品种（花色）、原产地、发货商、收货单位、核素分析情况、统计数（重）量等。数据库内容包括报检号、品名（中英文）、颜色、原产地、数量、重量、金额、现场检测值、本底值及检测仪器型号、核素分析结果等。

（5）口岸检验检疫机构可以依据石材商品档案和数据库，按不同品种、来源等，对进口石材逐步实行分类管理。

（6）口岸检验检疫机构按国家质检总局有关规定上报进口石材检验监管情况。

（7）国家质检总局不定期地在媒体上公布进口石材放射性检验情况。

案例分析

江门检验局发现进口石材报检不实

近日，台山某石材公司向江门检验检疫局公益港检验检疫办公室申报两批"来料加工"的花岗岩荒石料，检验检疫人员进行放射性检测后发现，其中有不可用于Ⅰ类民用建筑（住宅、老年公寓、托儿所、医院、学校等）内饰面的荒石料。对此，该局及时出具了检验证书，并针对该货物的"来料加工"贸易性质，采取积极措施加强后续监管，确保加工出来的产品全部复出口。

据了解，这两批花岗岩荒石料产自印度，共有 12 个集装箱，277.455 吨，价值 3.9 万美元。检验检疫人员在现场进行放射性检测时发现这两批荒石料有可疑，经抽样作放射性核素检验分析，发现共有 5 个集装箱内所装货物不符合 A 类石材要求，其中一个集装箱货物（30.627 吨）属 B 类石材，不可用于Ⅰ类民用建筑内饰面；另外 4 个集装箱货物（95.221 吨）属 C 类石材，均与报检时声明的"属 A 类石材"不符。

对此，江门检验检疫局有关负责人提醒石材加工企业，在报检时要真实报检石材所属种类，以免引起不必要的麻烦。

小结

本项目主要介绍入境石材报检的相关知识，并通过实际案例分析了进口石材产品时需要注意的问题。本项目要求掌握进口石材的报检范围、报检要求以及报检所需提供的单据等，熟知进口石材检验检疫的监管政策以及检验监管工作操作程序的相关规定。

学习项目七 入境涂料的报检 **7**

基础知识

进口涂料的报检范围是《商品名称及编码协调制度》中编码为 3208、3209 项下的商品，检验采取登记备案、专项检测制度。

进口涂料的生产商、进口商和进口代理商根据需要，可以向备案机构申请进口涂料备案。备案申请应在涂料进口之前至少 2 个月向备案机构申请。

操作常识

涂料的登记备案制度

为加强对进口涂料的检验监督管理，2002 年国家质检总局发布了第 18 号令——《进口涂料检验监督管理办法》，规定自 2002 年 7 月 1 日起正式对进口涂料采取登记备案、专项检测和口岸抽检相结合的检验监管模式，即涂料生产商、代理商或进口单位在涂料进口前预先向国家指定的备案机构登记备案，并送样至国家质检总局指定的专项实验室检测，检测合格后，备案机构签发进口涂料备案书，正式进口涂料时，口岸检验检疫机构依据是否登记备案分别实施抽批检验或批批检验，以防止和拒绝有害物质超标的涂料进口。

进口涂料的生产商、进口商或者进口代理商（以下称备案申请人）根据需要，可以向备案机构申请进口涂料备案。

备案申请应当在涂料进口至少 2 个月前向备案机构提出，同时备案申请人应当提交以下资料：

（一）进口涂料备案申请表；

（二）备案申请人的企业法人营业执照复印件（加盖印章），需分装的进口涂料的分装

厂商企业法人营业执照复印件(加盖印章);

(三)进口涂料生产商对其产品中有害物质含量符合中华人民共和国国家技术规范要求的声明;

(四)关于进口涂料产品的基本组成成分、品牌、型号、产地、外观、标签及标记、分装厂商和地点、分装产品标签等有关材料(以中文文本为准);

(五)其他需要提供的材料。

备案机构接到备案申请后,对备案申请人的资格及提供的材料进行审核,在5个工作日内,向备案申请人签发进口涂料备案申请受理情况通知书。

备案申请人收到进口涂料备案申请受理情况通知书后,受理申请的,由备案申请人将被检样品送指定的专项检测实验室,备案申请人提供的样品应当与实际进口涂料一致,样品数量应当满足专项检测和留样需要;未受理申请的,按照进口涂料备案申请受理情况通知书的要求进行补充和整改后,可重新提出申请。

专项检测实验室应当在接到样品15个工作日内,完成对样品的专项检测及进口涂料专项检测报告,并将报告提交备案机构。

备案机构应当在收到进口涂料专项检测报告3个工作日内,根据有关规定及专项检测报告进行审核,经审核合格的签发进口涂料备案书;经审核不合格的,书面通知备案申请人。

进口涂料备案书有效期为2年。当有重大事项发生,可能影响涂料性能时,应当对进口涂料重新申请备案。

有下列情形之一的,由备案机构吊销进口涂料备案书,并且在半年内停止其备案申请资格:

(一)涂改、伪造进口涂料备案书;

(二)经检验检疫机构检验,累计两次发现报检商品与备案商品严重不符;

(三)经检验检疫机构抽查检验,累计3次不合格的。

备案机构定期将备案情况报告国家质检总局。国家质检总局通过网站(http://www.aqsiq.gov.cn)等公开媒体公布进口涂料备案机构、专项检测实验室、已备案涂料等信息。

中华人民共和国国家质量监督检验检疫总局

进口涂料备案申请表(格式)

申请单位	名　称					
	地　址					
	法人代表			联系人		
	电　话		传真		邮政编码	
	营业执照编号					
生产厂商	名　称					
	地　址					
	授权人					
	联系人					
	联系电话					
产品	名　称					
	型　号					
	品　牌					
	产　地					
	HS编码					
	主要进口口岸					
	用　途					

随附单据(划"√")

□ 申请单位营业执照(复印件)
□ 国内分装厂商名单及营业执照(复印件)
□ 生产厂商声明和有关证明
□ 产品描述和有关文字说明

备注:

郑重声明:
1.备案申请人被授权申请备案。
2.上列填写内容及随附单据正确属实。

法人代表签名＿＿＿＿＿申请人签名＿＿＿＿＿

以下由备案机构填写　　　　　　　　　编号＿＿＿＿

备案机构意见:

备案书编号:＿＿＿＿＿＿＿

(盖章)
年　月　日

操作实务

入境涂料的报检

(一)报检要求

已经备案的涂料,在进口报检时除按照规定提交相关单证外,应当同时提交进口涂料备案书。

检验检疫机构按照以下规定实施检验:

1.核查进口涂料备案书的符合性。核查内容包括品名、品牌、型号、生产厂商、产地、标签等。

2.专项检测项目的抽查。同一品牌涂料的年度抽查比例不少于进口批次的 10%，每个批次抽查不少于进口规格型号种类的 10%，所抽取样品送专项检测实验室进行专项检测。

对未经备案的进口涂料，检验检疫机构接受报检后，按照有关规定抽取样品，并由报检人将样品送专项检测实验室检测，检验检疫机构根据专项检测报告进行符合性核查。

检验合格的进口涂料，检验检疫机构签发入境货物检验检疫证明。

检验不合格的进口涂料，检验检疫机构出具检验检疫证书，并报国家质检总局。对专项检测不合格的进口涂料，收货人须将其退运出境或者按照有关部门要求妥善处理。

小结

进口涂料的报检范围是《商品名称及编码协调制度》中编码为 3208、3209 项下的商品，我国对进口涂料采取登记备案和专项检测制度。检验检疫机构对已备案的进口涂料核查进口涂料备案书的符合性并进行专项检测项目的抽查。检验合格的进口涂料，检验检疫机构签发入境货物检验检疫证明。检验不合格的进口涂料，检验检疫机构出具检验检疫证书，并报国家质检总局。对专项检测不合格的进口涂料，收货人须将其退运出境或者按照有关部门要求妥善处理。

学习项目八 8
入境可用作原料的废物报检

基础知识

入境可用作原料的废物的定义

（一）入境可用作原料的废物指以任何贸易方式和无偿提供、捐赠等方式进入中华人民共和国境内的可用作原料的废物（含废料）。

（二）根据可用作原料的废物的物理特性及产生方式可分为：

1. 固体可用作原料的废物；

2. 工业固体可用作原料的废物；

3. 城市生活垃圾；

4. 危险废物。

操作常识

入境可用作原料的废物的报检范围

1. 为加强对进口废物的管理，国家将进口废物分两类进行管理：一类是禁止进口的废物；一类是可作为原料但必须严格限制进口的废物。

2. 对国家禁止进口的废物，任何单位和个人都不准从事此类废物的进口贸易以及其他经营活动。

3. 对可作为原料但必须严格限制进口的废物，国家制定了《限制进口类可用作原料的废物目录》和《自动进口许可管理类可用作原料的废物目录》，在此目录内的废物须由国家环保总局统一审批，并由出入境检验检疫机构列入强制性检验检疫商品，实行强制性检验检疫。

知识链接

申请进口废物必须符合的条件

1.申请进口废物作原料利用的企业必须是依法成立的企业法人,并具有利用进口可用作原料的废物的能力和相应的污染防治设备。

2.申请进口的废物已列入《限制进口类可用作原料的废物目录》和《自动进口许可管理类可用作原料的废物目录》的范围。

3.进口废物前,废物进口单位应事先取得国家环保总局签发的进口废物批准证书。废物进口单位与境外贸易关系人签订的进口废物合同中,必须订明进口废物的品质和装运前检验条款;约定进口废物必须由中国检验检疫机构指定或认可的其他检验机构实施装运前检验,检验合格后方可装运。

4.可用作原料的废物的境外供货企业须获得国家质检总局的批准才能向境内进口商供货。未获得国家质检总局临时注册的供货企业的可用作原料的废物不得进入中国境内,国家质检总局指定的装运前检验机构不得受理报检,入境口岸检验检疫机构不受理其报检申请。

5.进口可用作原料的废物的卫生和动植物检疫项目主要是检疫:(1)病媒昆虫;(2)啮齿动物;(3)病虫害;(4)致病微生物。

●废旧物品到达口岸时,承运人、代理人或者货主,必须向卫生检疫机关申报并接受卫生检疫。

●来自疫区的、被传染病污染的以及可能传播检疫传染病或者发现与人类有关的啮齿动物和病媒昆虫的集装箱、货物、废旧物等物品,应当实施消毒、除鼠、除虫或者其他必要的卫生处理。

操作实务

入境可用作原料的废物的报检

(一)报检要求

入境可用作原料的废物到达口岸后,货主或其代理人立即向口岸或到达站检验检疫机构报检,并由检验检疫机构根据不同性质特点实施卫生检验、检疫处理和环保项目的检验,经检验检疫合格后签发入境货物通关单,供货主办理通关放行手续。

通关后可用作原料的废物的品质检验可申请收、用货地检验检疫机构实施。

(1)品质检验合格的由检验检疫机构签发入境货物检验检疫证明,准予销售、使用。

(2)经检验不符合有关规定或合同约定的,由检验检疫机构签发品质证书对外进行索赔。

(二)入境废物报检时应提供的证单

入境废物报检时应填写入境货物报检单并提供:

1. 对外贸易合同、提单、发票、装箱单;(外贸单证)

2. 国家环保总局签发的进口废物批准证书(正本),并复印留存;

3. 企业废物利用风险报告书;

4. 国家质检总局认可的检验机构签发的装运前检验证书(正本);

5. 自陆运口岸进口的废物,报检时还必须提供出口国或地区官方机构出具的检验合格证书(主要内容为不含爆炸物和放射性符合我国标准)。

实务操作提示

目前由国家质检总局认可的境外检验机构有:

1. 中国进出口商品检验总公司的各海外分公司;

2. 中国检验有限公司(香港);

3. 日中商品检查株式会社。

案例分析

废物原料是"宝",但毕竟也是"废物",是高度敏感的进口商品,"废物"和"宝贝"只有一线之隔。因为废物原料是通过回收来的,货物来源复杂、统一性差,并且会夹带各种无法利用的有害废物,甚至可能夹带爆炸物、化工废物、医疗废物、放射性废物等危险品。如果放任自流,可能会对人民生命财产的安全健康和生态环境造成危害。所以,进口废物原料监管工作非常重要和敏感。

2010年9月至10月期间,嘉兴检验检疫局成功退运了两批不合格美国进口废纸,共计9个40英尺集装箱,180.88吨。

据了解,退运的主要原因涉及以下3个方面:一般限制夹杂物含量超标,夹杂的废塑料、废饮料包装、废木料、废电路板等含量为35.66吨,其中还夹带了少量厨房垃圾,已高度腐败发出阵阵恶臭;霉烂变质的废纸含量高,基本无生产利用价值的废纸含量达24.39吨;卫检、植检疫情严重,检出多种病媒生物和植物种子等。由于进口废物原料属于敏感商品,主要采取了以下应对措施:

1. 加强查验。对于入境废物原料,特别是来自美国的废纸,进一步落实风险预警、准入核查、后续监管、关检协作等八项制度,加大检验检疫把关力度,确保工作质量。

2. 认真处置。针对施检掏箱的每个批次,要求物流部门加强运输管理,防止途中散落;加严对病媒生物和植物种子的查验力度;对查验、卸货场所加强清扫、收集,在检验检疫部门的监管下实施灭活处理。

3. 及时通报。通过货主及时向国外供应商反映查验情况,以引起足够重视,要求他们加强收集、包装、运输等环节管理,杜绝夹带事件的再次发生。

小 结

　　进口可用作原料的废物必须符合国家质检总局规定的各项条件。

　　入境可用作原料的废物到达口岸后,货主或其代理人立即向口岸或到达站检验检疫机构报检,并由检验检疫机构根据不同性质特点实施卫生检验、检疫处理和环保项目的检验,经检验检疫合格后签发入境货物通关单,供货主办理通关放行手续。

学习项目九 入境展览物品的申报 9

基础知识

入境展览物品的范围

参加国际展览的入境展览物品及其包装材料、运输工具等。

操作实务

入境展览物品的报检

（一）报检要求

1. 展览物品入境前、入境时，货主或其代理人应持有关证单向出入境检验检疫机构报检，出入境检验检疫机构根据有关规定出具入境货物通关单。

2. 入境展览物品运抵存放地后，检验检疫人员实施现场检验检疫，对入境的集装箱进行检疫处理，并按有关规定对入境物进行取样。经现场检验检疫合格或经检疫处理合格的展览物品，可以进入展馆展出，展览期间接受检验检疫机构的监管。

3. 经检疫不合格又无有效处理方法的作退运或销毁处理。入境展览物品在展览期间必须接受检验检疫人员的监督管理，仅供用于展览，未经许可不得改作他用。

4. 展览会结束后，所有入境展览物品须在检验检疫人员监管下由货主或其代理人作退运、留购或销毁处理。留购的展览物品，报检人应重新办理有关检验检疫手续。退运的展览物品，需出具官方检疫证书的应在出境前向出入境检验检疫机构报检，经检疫或除害处理合格后，出具有关证书，准予出境。

（二）报检时应提供的单据

报检时，应填写入境货物报检单并提供外贸合同、发票、提单等有关证单。

来自美国、日本、欧盟和韩国的展览物品入境时，报检人须按有关规定提交相应证书或声明。

入境展览物品为旧机电产品的应按旧机电产品备案手续办理相关证明。

案例分析

世博会入境产品检验

2010 年上海世界博览会(Expo 2010),是第 41 届世界博览会。于 2010 年 5 月 1 日至 10 月 31 日期间,在中国上海市举行。此次世博会也是由中国举办的首届世界博览会。上海世博会以"城市,让生活更美好"(Better City, Better Life)为主题,总投资达 450 亿元人民币,创造了世界博览会史上最大规模记录。

在世博会举办期间,来自世界各地的展览品汇聚上海,上海出入境检验检疫局采取各项便捷措施,做好防止外来有害生物入侵的检疫工作,全力保障入境参展植物安全、顺利引进。

2010 年 3 月初,获悉意大利国家馆将引进特色园林植物的消息后,上海检验检疫局世博会植物检疫工作小组立即与意大利参展方取得联系,安排专人建立联系热线,负责协调联络和咨询。按照布展计划,该批植物在 3 月中下旬运抵上海,时间相当紧迫,而且参展方提供的植物名单多达 61 种,甚至还没有完成这些植物的入境植物繁殖材料检疫审批手续。上海检验检疫局立即组织人员对意方拟参展的植物名单进行研究,收集相关资料,并对它们可能传带的疫情进行风险评估。研究发现,按照我国有关要求,拟进境参展的 61 种植物中有 17 种 238 株为栎树猝死病寄主,为我国禁止进境的植物繁殖材料。上海检验检疫局立即将上述结果反馈意方,意方随即采纳了上海局的建议,重新调整了进口植物品种,从拟进口植物名单中剔除了这 17 种寄主植物,确定了本次进境参展的 29 种植物名单。

3 月 26 日,30 种 1358 株意大利参展植物入境后,世博植物检疫小组仔细检查,分别在纸莎草、巴西野牡丹和荨麻 3 种植物的茎基部截获 3 头蜗牛活体。此外,现场检疫查验还发现其他一些问题:所有植物均带有栽培介质,栽培介质未办理动植物检疫进境许可证;其中 169 株香桃木未办理入境检疫审批手续,也未向该局报检,发现情况后,上海检验检疫局立即启动应急预案,同意使用"世博专用动植物产品审批绿色通道系统",为参展商补办进境介质土动植物检疫进境许可证;要求参展方向林业部门补办入境香桃木检疫审批;对所有植株和介质作除害处理,控制疫情。现场检疫处理完毕后,同意该批货物在该局世博办的监管下快速放行运至意大利馆,并做好隔离监管。

截至 3 月底,上海检验检疫局组织了下属外高桥、洋山、机场、浦东、浦江、吴淞、闵行、南汇、世博办 9 个分支机构和食品中心近 350 人次的植物检疫专业人员参加口岸入境世博专用植物种苗现场检疫大会战,加班加点,完成 73 批、49 种、10181 株世博会参展入境种苗检疫,截获各类有害生物 607 种次(包括检疫性有害生物 37 种次),均实施有效的除害处理;浦江、闵行、奉贤、世博办等机构和食品中心协同配合,积极采取严密措施落实各项后续监管。除本批引进的意大利特色植物之外,经上海局检疫后引进的世博参展植物还包括从日本引进的罗汉松、枫树等大型优质景观树木,从新西兰引进的银蕨等珍稀植物,还有来自法国的特色浪漫玫瑰,它们无疑将为世博会的数千万观众带来一个又一个的惊喜。出入境检验检疫对防范外来有害生物的入侵,确保国门生物安全,确保 2010 年上海世博会"办得成功、精彩、难忘",传递世博会生生不息的绿色精神,做出了巨大贡献。

小结

展览物品入境前、入境时,货主或其代理人应持有关证单向出入境检验检疫机构报检,出入境检验检疫机构根据有关规定出具入境货物通关单。

报检时,应填写入境货物报检单并提供外贸合同、发票、提单等有关证单。

来自美国、日本、欧盟和韩国的展览物品入境时,报检人须按有关规定提交相应证书或声明。入境展览物为旧机电产品的应按旧机电产品备案手续办理相关证明。

学习项目十 10
木质包装入境报检

📖 **基础知识**

入境木质包装的含义

木质包装是指用于承载、包装、铺垫、支撑、加固货物的木质材料,如木板箱、木条箱、木托盘、木框、木桶、木轴、木楔、垫木、衬木等。经人工合成或经加热、加压等深度加工的包装用木质材料(如胶合板、刨花板、纤维板等)以及薄板旋切芯、锯屑、木丝、刨花等以及厚度等于或者小于 6mm 的木质材料除外。

操作实务

入境木质包装的报检

一、报检要求

(一)对来自美国、日本、韩国和欧盟的货物(不论是否列入《出入境检验检疫机构实施检验检疫的进出境商品目录》)和入境货物的木质包装,在入境口岸清关的,货主或其代理人凭入境口岸检验检疫机构签发的入境货物通关单向口岸海关办理通关手续。

(二)申请转关运输或直通式转关运输的货物,货主或其代理人应按规定向指运地检验检疫机构报检,凭指运地检验检疫机构签发的入境货物通关单向指运地海关办理通关手续。

(三)进境货物使用木质包装的,应当在输出国家或者地区政府检疫主管部门监督下按照国际植物保护公约(以下简称 IPPC)的要求进行除害处理,并加施 IPPC 专用标识。除害处理方法和专用标识应当符合国家质检总局公布的检疫除害处理方法和标识要求。

(四)经港澳地区中转进境货物使用木质包装,未按要求进行除害处理并加施 IPPC 专用标识的,货主或者其代理人可以申请国家质检总局认定的港澳地区检验机构实施除害处理并加施 IPPC 标识或者出具证明文件,入境时,检验检疫机构按照本办法的规定进行抽查或者检疫。

（五）有下列情况之一的,检验检疫机构依照《中华人民共和国进出境动植物检疫法》及其实施条例的相关规定予以行政处罚:

1.未按照规定向检验检疫机构报检的;

2.报检与实际情况不符的;

3.未经检验检疫机构许可擅自将木质包装货物卸离运输工具或者运递的。

中华人民共和国出入境检验检疫

入境货物通关单

* 编号:

1.收货人			5.标记及号码
2.发货人			
3.合同/提(运)单号		4.输出国家或地区	
6.运输工具名称及号码		7.目的地	8.集装箱规格及数量
9.货物名称及规格	10.H.S.编码	11.申报总值	12.数/重量,包装数量及种类

13.证明

上述货物业已报检/申报,请海关予以放行。

签字:　　　　　　　　　日期:　　　年　月　日

14.备注
* * * * * *

二、报检应提供的单据

(一)美国、日本输往中国货物入境时,根据货物的包装情况,货主或其代理人按如下规定向检验检疫机构提供有关证书或声明:

1.使用针叶树木质包装的,提供由美国、日本官方检疫部门出具的符合要求的植物检疫证书;

2.使用非针叶树木质包装的,提供由出口商出具的使用非针叶树木质包装声明;

3.未使用木质包装的,提供由出口商出具的无木质包装声明。

凡未提供有效植物检疫证书或有关声明的,检验检疫机构不予受理报检。

(二)韩国输往中国货物入境时,根据货物的包装情况,货主或其代理人按如下规定向检验检疫机构提供有关证书或声明:

1.使用针叶树木制作木质包装的,需在出口前进行热处理或经中方认可的其他有效除害处理,并由韩国官方检疫部门出具植物检疫证书证明进行了上述处理。入境时,货主或其代理人须提交韩国官方检疫部门出具的符合要求的植物检疫证书,向检验检疫机构报检;

2.使用非针叶树木制作木质包装的,提供出口商出具的使用非针叶树木质包装声明;

3.未使用木质包装的,提供出口商出具的无木质包装声明。

(三)欧盟输往中国的货物入境时,根据货物的包装情况,货主或其代理人按如下规定向检验检疫机构提供有关证书或声明(仅为欧盟东扩前的十五个国家。对于来自欧盟东扩后新增加的成员国的货物,暂不执行此规定):

1.使用木质包装的,提供由欧盟官方检疫部门出具的符合要求的植物检疫证书;

2.无木质包装的,提供由出口商出具的无木质包装声明。

(四)来自其他国家应实施检疫的货物的木质包装在报检时应提供我国要求提供的证单,如植物检疫证书或热处理证书等。

	美国、日本	韩国	欧盟
针叶树木包装	由官方检疫部门出具符合要求的植物检疫证书	在出口前进行热处理,由官方检疫部门出具符合要求的植物检疫证书	不分针叶树和非针叶树,只要是木质包装的货物,由欧盟官方检疫部门出具的符合要求的植物检疫证书
非针叶树木包装	由出口商出具的使用非针叶树木质包装声明	由出口商出具的使用非针叶树木质包装声明	
无木质包装	由出口商出具的无木质包装声明	由出口商出具的无木质包装声明	由出口商出具的无木质包装声明

无木质包装声明

致中国出入境检验检疫机构:

兹声明:本批货物＿＿＿＿＿＿＿＿＿＿(货名)＿＿＿＿＿＿＿＿＿＿(数量/重量)不含有木质包装。

出口公司名称：(盖章或负责人签名)

日　期：

Declaration of no－wood packing material

To the Service of China Entry & Exit Inspection and Quarantine：It is declared that this shipment _____ (commodity) _____ (quantity/weight)does not contain wood packing materials.

Name of Export Company：(Stamp or Signature of Director)

Date：

使用非针叶树木质包装声明

致中国出入境检验检疫机构：

兹声明：本批货物_____(货名)_____(数量/重量)所使用的木质包装均由非针叶树制作。

出口公司名称：(盖章或负责人签名)

日　期：

Declaration of non－coniferous wood packing material

To the Service of China Entry & Exit Inspection and Quarantine：It is declared that all wood packing materials in this shipment _____ (commodity) _____ (quantity/weight)are made of non－coniferous trees.

Name of Export Company：(Stamp or Signature of Director)

Date：

案例分析

入境木质包装申报不符现象不容忽视

入境货物木质包装作为境外有害生物传入我国的主要载体之一，历来是各口岸检疫防控的重点，尤其是对于来自疫区国家的木质包装更是各口岸实施严格检疫的对象。据国家质检总局最新统计资料显示，2007 年从入境木质包装检疫中截获有害生物 25163次，占总的境外有害生物截获数的 14.4％；而无检验检疫证书或木质包装标识的 12213次，占总的违规数的 50％。

2008 年第一季度顺德检验检疫局北滘办共对来自 27 个国家和地区(其中包括有八个松材线虫疫区的国家和地区)的 1338 批、21797 块入境木质包装进行了检疫，检出木质包装申报不符 35 批,占入境木质包装检疫总批次的 2.6％。申报不符现象主要表现在有木质包装未申报、申报数量不符、木质包装无标识、标识不规范等。

案例 1:某公司从美国进口一批发泡助剂 900 包、18000 千克,发泡助剂为种类表外商品,该公司以全申报方式报检,北滘办查验人员在现场查验时发现集装箱内有二十块木托未申报。1～3 月,共查出 3 批全申报货物入境木质包装申报不符。

案例 2:某公司从韩国进口一批 ABS 塑料 100 包、2500 千克,报检单上显示有 4 块天然木托,查验现场发现木托上的 IPPC 标识为英国标识。该公司报检员解释是该批货物在香港中转时为了便于运输另加上去的。此种情况到今年 1～3 月已查出 4 批。

案例 3:某公司从日本进口一批注塑机,报检时申报有 12 块天然木托,而现场查验发现却有 23 块木托,与申报数量不符,而且没有 IPPC 的标识。

根据《广东检验检疫局进境货物木质包装检验检疫工作规范》,有下列情形之一的,按照《中华人民共和国进出境动植物检疫法》及其实施条例的相关规定予以行政处罚:未按照规定向检验检疫机构报检的;报检与实际情况不符的;未经检验检疫机构许可擅自将木质包装货物卸离运输工具或者运递的;其他违反《中华人民共和国进出境动植物检疫法》及其实施条例的。

而有下列情况之一的,按照国家质检总局《进境货物木质包装检疫监督管理办法》规定处以 3 万元以下罚款:未经检验检疫机构许可擅自拆除、遗弃木质包装的;未按检验检疫机构要求对木质包装采取除害或者销毁处理的;伪造、变造、盗用 IPPC 专用标识的。

而对于经港澳地区中转进境的货物木质包装,由国家质检总局认定的港澳地区检验机构出具证明文件的,报检时应提供相应证明文件。仅凭收货人或代理人的口头简单解释是不能作为其申报不符的理由,口岸检验检疫部门必须充分重视入境木质包装申报不符的各种现象,严格按照《监督管理办法》和《工作规范》来开展入境木质包装的检疫工作,在加强对报检单证的审核的同时,适时调整口岸对入境木质包装检疫监管的模式,对一些来自重点敏感国家货物的木质包装则应采取更加严密有效的口岸检疫查验措施,有效遏制入境木质包装申报不符的逃漏检行为,堵住境外有害生物传入的一切途径,从而真正达到对入境木质包装实施严格检疫的目的。

小结

本项目主要讲述木质包装入境报检的相关知识,并通过实际案例分析了进口木质包装检验检疫的注意事项。本项目要求掌握入境木质包装的报检范围、报检要求以及报检所需提供的单据等,熟知来自不同国家的木质包装的报检操作及相关单据的填写。

附 录
联网核查企业报检指南

一、联合公告

中华人民共和国海关总署
中华人民共和国国家质量监督检验检疫总局
公 告
2007 年 第 68 号

　　为提高口岸通关效率,推进无纸通关改革,有效防范和打击逃漏检行为,方便合法进出,根据相关法律法规和《国务院关于加强产品质量和食品安全工作的通知》的要求,海关总署与质检总局决定实施"通关单联网核查"。现将有关事项公告如下:

　　一、海关和出入境检验检疫局及其分支机构(以下简称出入境检验检疫机构)对法定检验进出口商品(以下简称法检商品),实行出入境货物通关单(以下简称通关单)电子数据与进出口货物报关单(以下简称报关单)电子数据的联网核查,进一步提高通关效率,实现严密监管。

　　二、"通关单联网核查"的基本流程是:出入境检验检疫机构根据相关法律法规的规定对法检商品签发通关单,实时将通关单电子数据传输至海关,海关凭以验放法检商品,办结海关手续后将通关单使用情况反馈质检总局。

　　三、出入境检验检疫机构签发的通关单纸质单证信息与通关单电子数据必须一致。

　　四、企业在报检、报关时,必须如实申报,并保证通关单与报关单相关申报内容一致,具体要求如下:

　　(一)报关单的经营单位与通关单的收/发货人一致;

　　(二)报关单的起运国与通关单的输出国家或地区一致,报关单的运抵国与通关单的输往国家或地区一致;

　　(三)报关单上法检商品的项数和次序与通关单上货物的项数和次序一致;

　　(四)报关单上法检商品与通关单上对应商品的 HS 编码一致;

　　(五)报关单上每项法检商品的法定第一数量不允许超过通关单上对应商品的数量/重量;

　　(六)报关单上法检商品的第一计量单位与通关单上的货物数量/重量计量单位相

一致；

（七）出口货物报关单上的"申报日期"必须在出境货物通关单的有效期内。

五、企业申领通关单的有关要求：

（一）通关单只能有效报关使用一次，企业应确保已申领通关单项下的进出口货物可一次性报关进出口。

如通关单签发后需要分成多票报关单报关的，企业应向出入境检验检疫机构申请拆分通关单。

（二）每份通关单所列的货物项数不能超过 20 项（含 20 项）。

（三）企业报检时提供的"报关地海关"应为报关地海关隶属的直属海关。特殊情况下，可为指定的报关地海关。

（四）临时注册企业应向出入境检验检疫机构提供海关制发的临时注册编码。

六、通关单数据查询：

企业取得通关单后，进出口货物的经营单位或报检企业可通过中国电子检验检疫业务网（WWW. ECIQ. CN）查询通关单状态信息，状态信息分为"已发送电子口岸"、"电子口岸已收到"、"海关已入库"、"海关已核注"、"海关已核销"、"海关未能正常核销"、"通关单已过期"，状态信息注释详见附件。

七、企业报关单预录入有关要求：

（一）申报法检商品必须录入通关单编号，并且一票报关单只允许填报一个通关单编号。

（二）涉及加工贸易手册、电子账册、减免税证明的进出口货物，企业选择海关备案数据填制报关单，报关单上法检商品的项号应与通关单项号一致。

（三）报关单涉及法检商品与非法检商品的，必须先录入法检商品，后录入非法检商品。

八、实施通关单联网核查后，报关单和通关单电子数据不一致的，海关将做退单处理，企业根据海关退单信息办理相关手续。

九、商品归类以海关认定为准，报关单上法检商品的 HS 编码经海关确认归类有误的，企业需向出入境检验检疫机构申请修改通关单。

企业申领通关单后商品 HS 编码依据国家规定调整的，企业报关时通关单商品 HS 编码应以调整后的为准，如需修改，需向出入境检验检疫机构申请修改通关单。

十、因特殊情况无法正常实施通关单联网核查的，海关、出入境检验检疫机构应通过公告栏等方式及时告知企业，企业按照告知要求办理通关手续。

十一、本公告自 2008 年 1 月 1 日起正式执行。由海关总署和质检总局负责解释。

二〇〇七年十一月二十六日

附件：

通关单状态信息注释

状态信息为"已发送电子口岸"，是指质检总局已将通关单电子数据发送给电子口岸；

状态信息为"电子口岸已收到"，是指电子口岸已收到质检总局发送的通关单电子数据；

状态信息为"海关已入库"，是指海关已成功接收通关单电子数据，企业可根据通关单电子数据办理报关手续；

状态信息为"海关已核注"，是指该份通关单对应的报关单已申报成功；

状态信息为"海关已核销"，是指该份通关单对应的报关单已结关；

状态信息为"海关未能正常核销"，是指海关核销通关单电子数据不成功；

状态信息为"通关单已过期"，是指该份通关单超过有效期，通关单无法使用。

二、基本内容

1.什么是通关单联网核查？

通关单联网核查是指依据"先报检、后报关"原则，检验检疫机构和海关对法定检验检疫进出口商品（以下简称法检商品），实行出/入境货物通关单电子数据与进/出口货物报关单电子数据的联网核查。

2.通关单联网核查的目的是什么？

通关单联网核查的目的是为了进一步提高口岸通关效率，推进无纸通关改革，方便合法进出，有效防范和打击逃漏检行为，实现对法检商品的严密监管。

3.通关单联网核查的基本流程是什么？

通关单联网核查的基本流程是：检验检疫机构根据相关法律法规的规定对法检商品签发通关单，实时将通关单电子数据通过质检电子业务平台、经电子口岸信息平台传输给海关，海关凭以验放法检商品，办结海关手续后将通关单使用情况反馈质检总局。

基本流程图如下：

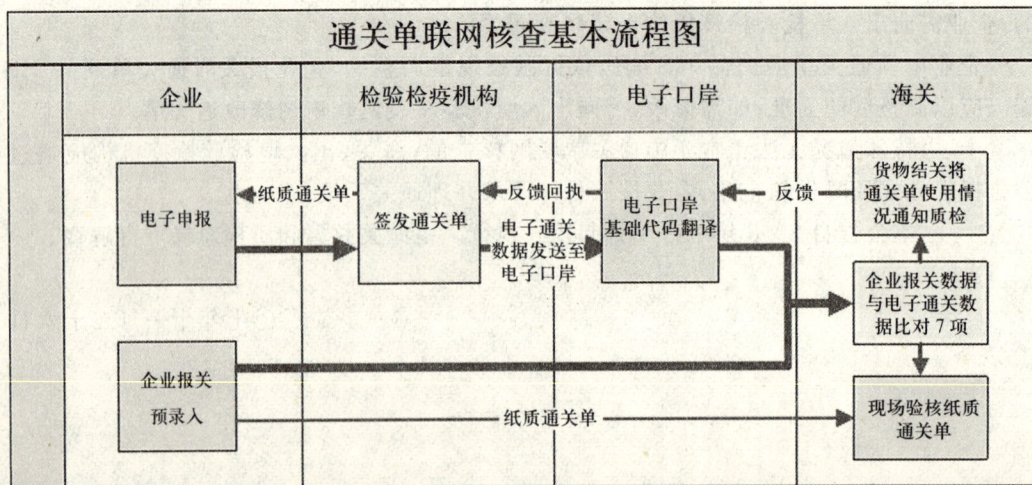

通关单联网核查基本流程图

4.通关单联网核查模式与原有模式有什么区别？

原有模式：企业在检验检疫机构获取纸质通关单，报关时向海关提交纸质通关单，海关凭纸质通关单验放。

通关单联网核查模式：检验检疫机构在签发纸质通关单的同时向海关发送通关单电子数据，企业取得纸质通关单后，按规定向海关办理报关时，海关将电子报关数据与通关单电子数据进行比对。比对一致的，海关凭纸质通关单验放；比对不一致的，海关作退单处理。

5.实施通关单联网核查的范围是什么？

按照法律法规的规定，需凭检验检疫机构出具出/入境货物通关单验放的法检商品实施通关单联网核查。

目前，对《出入境检验检疫机构实施检验检疫的进出境商品目录》所列海关监管条件为 A（实施进境检验检疫）、B（实施出境检验检疫）的货物实施通关单联网核查。

范围的调整以国家质检总局和海关总署最终发文为准。

6.通关单联网核查比对内容的具体要求有哪些？
- 通关单号与报关单上填报的通关单号一致
- 通关单适用于对应报关关区
- 报关单的经营单位与通关单的收/发货人一致
- 报关单的起运国与通关单的输出国家或地区一致；报关单的运抵国与通关单的输往国家或地区一致
- 报关单上法检商品的项数和次序与通关单上货物的项数和次序一致
- 报关单上法检商品与通关单上对应商品的 HS 编码一致
- 报关单上每项法检商品的法定第一数量不超过通关单上对应商品的数量/重量
- 报关单上法检商品的第一计量单位与通关单上的货物数量/重量计量单位相一致
- 出口货物报关单上"申报日期"在出境货物通关单有效期内

7.通关单电子数据与纸质通关单内容有什么区别？

通关单电子数据与纸质单证的内容完全一致。

8.企业应做哪些准备工作？

为保证进出口货物的顺利通关，企业应提前做好相应准备：
- 学习海关总署、质检总局 2007 年第 68 号联合公告
- 核实本企业在海关与检验检疫机构备案时的组织机构代码是否准确、一致
- 严格执行"先报检、后报关"的通关模式
- 提高报检、报关操作人员的责任心，熟悉报检、报关数据录入的要求
- 规范操作，确保报检、报关数据的真实性、一致性

三、报检须知

1.企业应遵循的基本原则是什么？

- 严格执行"先报检、后报关"的通关模式
- 在报检、报关时,必须如实申报,并保证通关单和报关单相关申报内容一致
- 一份报关单只能填写一份通关单号码
- 通关单只能有效报关使用一次

2.报检时对"收/发货人"填制有何要求?

入境货物报检时应准确填写收货人检验检疫备案登记代码;出境货物报检时应准确填写发货人检验检疫备案登记代码。

一般情况下,报检单上的"收/发货人"应与报关单上的"经营单位"一致,即入境货物报检单上的收货人与进口货物报关单的经营单位一致,出境货物报检单上的发货人与出口货物报关单的经营单位一致。

特殊情况下,"收/发货人"与"经营单位"不一致的,应在报检单的"合同订立的特殊条款以及其他要求"或"合同、信用证订立的检验检疫条款或特殊要求"(以下简称"特殊要求")栏目内注明报关单上经营单位的海关注册代码。

3.来料加工的收/发货人与报关单的"经营单位"不一致,报检时"收/发货人"如何填制?

"收/发货人"栏目按原规定填写。同时,在报检单的"特殊要求"栏内注明经营单位的海关注册号,即"海关注册号××××××××××"。

4.在海关临时注册的特殊报检单位,报检时"收/发货人"如何填制?

在海关临时注册的单位(包括个人、临时进出口单位、使领馆等)报检时,应向检验检疫机构提供海关制发的临时注册编码。

"收/发货人"栏目按原规定填写收/发货人。同时,在报检单的"特殊要求"栏目内注明"海关注册号××××××××××"。

5.外商投资企业委托进出口企业办理进口投资设备,报检时收货人如何填制?

外商投资企业委托进出口企业办理进口投资设备、物品,报检时按原规定填写收货人。同时,在"特殊要求"栏注明"海关注册号××××××××××"(外商投资企业的海关注册号)。

6.对快件企业等组织机构代码与海关注册号不一一对应的"收/发货人",报检时应如何填制?

对快件企业等组织机构代码与海关注册号不一一对应的"收/发货人",报检时在报检单的"特殊要求"栏注明"海关注册号××××××××××"。

7.报检时,需要在报检单"特殊要求"栏中注明"海关注册号××××××××××"的,应如何填制?

"海关注册号××××××××××"应从起始位置输入,中间不得留空,也不得含有其他字符。如:海关注册号1234567890。

8.报检单上的"启运国家(地区)"/"输往国家(地区)"填写有什么要求?

入境货物报检单上的"启运国家（地区）"须与进口货物报关单的"启运国（地区）"一致；出境货物报检单上的"输往国家或地区"须与出口货物报关单的"运抵国（地区）"一致。

9. 报检单上货物项数和次序填写有什么要求？

同批货物所有应报检的货物信息均应在报检单上全数列明，且每份报检单货物项数不得超过 20 项，超过 20 项的，应分单报检。

同批货物因不同的贸易方式或海关电子账册管理等要求需要分单报关的，应分单报检。

报检单上的商品项数和次序须与报关单上法检商品的项数和次序保持一致。

10. 同一批报检货物如果涉及目录内法检货物、目录外法检货物（如旧机电）、非法检货物（如木质包装的非法检货物）的，报检时货物应如何排列？

目录内法检货物放在前面，然后填写目录外法检货物，最后填写非法检货物。

11. 报检单上的 HS 编码如何填写？

报检单上的每项货物都应填写正确、完整、有效的 10 位数 HS 编码。

报检单上每项货物的 HS 编码须与报关单上对应法检货物的 HS 编码相一致。

12. 什么是货物的法定第一计量单位和第一数量？

出入境货物 HS 编码对应有两个计量单位时，第一个计量单位为货物的法定第一计量单位，其对应的数量为法定第一数量。

如酒类、饮料有"升/千克"两个计量单位，其中"升"为法定第一计量单位，对应的数量为第一数量。

13. 报检单上货物的数量/重量计量单位填写有什么要求？

报检单上货物的数量/重量计量单位须与其 HS 编码上对应法检货物数量/重量的法定第一计量单位相一致。

14. 报检单上的数量/重量如何填写？

报检单上每项货物的数量/重量应填写法定第一计量单位所对应的数量/重量。

报检单上每项货物的数量/重量须大于或等于报关单上对应法检货物的法定第一数量。

15. 报检时的出境启运地或入境口岸如何填写？

出境货物报检单中的"启运口岸"和入境货物报检单中的"入境口岸"，应按货物的实际报关地口岸填写。

16. 进口货物使用木质包装的，应如何报检？

进口货物使用木质包装的，在包装种类中按辅助包装报检，通关单上只显示货物的名称。

17. 进出口货物的集装箱随货物一起报检时，应如何申报？

进出口货物的集装箱随货物一起报检时，在"集装箱规格、数量及号码"栏目内填写，不另行申报。

18.零部件按整机归类的数量应如何申报？

根据 HS 归类规则,货物零部件按整机归类的,零部件第一数量填写为 0.1。如进口 1 台电梯主机和零部件,那么电梯主机部分第一数量填写为 1,电梯零部件第一数量填写为 0.1。

19.对进出口散装货物,溢装时应如何申报？

对进出口散装货物签发通关单后发现溢装的,可以向检验检疫机构申请办理更改手续。

20.进出保税区/加工区的货物,报检时国家或地区如何录入？

对进出保税区/加工区的货物,报检时录入保税区、出口加工区代码。

21.列入金伯利进程中的货物,是否纳入通关单联网核查的实施范围？

列入金伯利进程中的货物暂不实施通关单联网核查,但仍需办理纸质通关单。

22.一些暂未列入目录内的法检货物,如进口旧机电等是否需要按通关单联网核查的要求报检？

目前暂未列入法检目录内的货物,如属于国家质检总局和海关总署发文规定须凭出入境货物通关单验放的,应按照通关单联网核查的要求办理报检手续。

23.实施通关单联网核查,对收/发货人的组织机构代码在备案时有什么要求？

收/发货人在检验检疫机构办理备案登记和海关办理注册的组织机构代码必须保证正确、一致。

四、通关须知

1.实施通关单联网核查后,通关单号码有何变化？

实施通关单联网核查后,通关单号码由 15 位变为 18 位。

2.出境货物通关单中的有效期对企业报关有什么要求？

出境货物报关单上的"申报日期"必须在出境货物通关单有效期内。

3.通关单状态信息有哪几种？其含义分别是什么？

通关单状态信息分为"已发送电子口岸"、"电子口岸已收到"、"海关已入库"、"海关已核注"、"海关已核销"、"海关未能正常核销"、"通关单已过期"。

"已发送电子口岸",是指质检总局已将通关单电子数据发送给电子口岸;

"电子口岸已收到",是指电子口岸已收到质检总局发送的通关单电子数据;

"海关已入库",是指海关已成功接收通关单电子数据,企业可根据通关单电子数据办理报关手续;

"海关已核注",是指该份通关单对应的报关单已申报成功;

"海关已核销",是指该份通关单对应的报关单已结关;

"海关未能正常核销",是指海关核销通关单电子数据不成功;

"通关单已过期",是指该份通关单超过有效期,通关单无法使用。

4.企业如何查询通关单电子数据的状态？

检验检疫机构提供报检企业端回执、网站查询和短信通知三种方式供企业查询通关单的签发结果、内容及处理流程。

报检企业端回执：检验检疫机构在签发通关单时，自动生成一条回执信息，包括通关单号（18位）、目的海关等信息，并由报检通信机发送给报检企业，企业可在电子报检企业端查阅该信息。

回执信息具体格式为："企业电子通关，电子通关单号：3701002070678880000，请到青岛海关办理通关。"

只有在第一次签发通关单时才向企业发送回执，办理更改的不向企业发送回执。

网站查询：企业取得通关单后，可通过中国电子检验检疫业务网（WWW. ECIQ. CN）查询通关单状态信息。使用电子密钥登录的企业可以查到相关通关单的具体内容。

短信通知：报检企业可以在中国电子检验检疫业务网（WWW. ECIQ. CN）订阅通关单签发情况短信通知服务，以便掌握通关单传输状态，及时办理报关手续。

5.通关单联网核查后，涉及法检商品的报关单与通关单如何对应？

报关单必须与通关单确保"一单对应一单，一项对应一项"。

6.一份报关单是否可以填报多个通关单编号？

根据海关总署与质检总局68号联合公告的规定，申报法检商品必须录入通关单编号，并且一票报关单只允许填报一个通关单编号。

7.多份通关单对应一份报关单的，应怎么处理？

当出现一份报关单对应多份通关单的情况时，由海关负责处理。

8.一份通关单对应多份报关单的，应如何处理？

当出现一份通关单对应多份报关单的情况时，企业向签发通关单的检验检疫机构申请拆分。

9.签发通关单后发现需分批出运的，应如何操作？

应持原纸质通关单到签发通关单的检验检疫机构办理通关单分单手续，一份通关单仅可以拆分一次。

如果第一次领取通关单时已经分单的，不能再次提出拆分申请。

对于电子通关单数据已被海关使用并已比对成功的，不予拆分。

10.通关单中没有货物的项目顺序，如何与报关单的货物顺序对应？

按照通关单中货物排列的自然顺序作为报关单中法检货物的项号进行申报。

11.2008年1月1日前签发的通关单（以下简称2007年通关单），通关单联网核查正式实施后如何通关？

在通关单有效期内，凭纸质通关单通关。

12.2007年通关单如涉及信息更改的，应如何操作？

2007年通关单需要更改的，按照通关单联网核查的比对要求向通关单签发机构申请办理更改手续。

13.如何办理通关单的更改手续？

通关单电子数据已被海关使用并已比对成功的，企业不能办理更改或撤销手续。

通关单电子数据未被海关使用且符合更改条件的，更改时应退回原发纸质通关单，由原签发检验检疫机构对有关数据项进行相应更改后打印通关单并重新发送电子通关数据。

对于凭电子转单信息签发的通关单，其申请更改内容需由产地检验检疫机构确认的，企业需向签发机构提供产地检验检疫机构的更改确认书。

14.对企业取得通关单后，部分法检商品不报关的如何处理？

企业应持原纸质通关单到原签发检验检疫机构办理更改或拆分手续。

15.企业如何避免退单情况的发生？

首先，确保在检验检疫机构备案登记和海关注册时的组织机构代码正确、一致。

其次，依据"先报检、后报关"的原则，严格按照检验检疫相关规定报检。

最后，查询确认通关单电子数据已到达目的海关后，根据通关单的内容向海关报关，并保证通关单与报关单相关内容一致。

16.因报关单的货物顺序与通关单不一致造成的退单应如何处理？

企业应按通关单的顺序对报关单的数据进行修改后，重新向海关申报。

17.海关未收到通关单电子数据应如何处理？

企业通过查询通关单的状态，向通关单电子数据滞留的部门咨询，并进行相关处理。

18.因特殊情况无法正常实施通关单联网核查时，应如何应对？

因检验检疫或海关出现计算机系统故障、网络中断等特殊原因导致通关单联网核查工作无法正常运行时，按照检验检疫机构或海关公布的应急措施办理通关手续。

五、实例解析

1.入境货物报检单和报关单填制范例

中华人民共和国出入境检验检疫
入境货物报检单

报检单位(加盖公章)：×××代理报检有限公司　　　　　　＊编 号 470600108000001

报检单位登记号：4700910×××　联系人：王汉兴　电话：36666666　　报检日期：2008 年 01 月 01 日

①收货人	(中文)	深运进出口有限公司	企业性质(画"√")		□合资　□合作　□外资	
	(外文)				
发货人	(中文)	＊＊＊			
	(外文)	＊＊＊			

货物名称(中/外文)	④H.S.编码	原产国(地区)	⑤⑥数/重量	货物总值	包装种类及数量
③棉纤维型自动抓棉机	8445111200 M/N	法国	1 台	720810 美元	1 木托
棉纤维型梳棉机	8445111300 M/N	法国	1 台	315010 美元	1 木托
捻接器(七成新)	8448393000	法国	1 台	12580 美元	1 木托

运输工具名称号码	船舶 VICTOR211			合同号	07671123
贸易方式	一般贸易	贸易国别(地区)	法国	提单/运单号	HJSCLE03112102
到货日期	2008.01.01	②启运国家(地区)	法国	许可证/审批号	
卸毕日期	2008.01.01	启运口岸	法国	⑦入境口岸	盐田港
索赔有效期至	0000.00.00	经停口岸		目的地	深圳市龙岗区
集装箱规格、数量及号码	海运 20 呎普通×1，E76578I002				

合同订立的特殊条款 以及其他要求		货物存放地点	码头
		用途	其他

随附单据(画"√"或补填)		标记及号码	＊外商投资财产(画"√")	□是 ☑否
☑合同	□到货通知书	N/M 有 IPPC 标记	＊检验检疫费	
☑发票	☑装箱单			
☑提/运单	□质保书		总金额 (人民币元)	
□兽医卫生证书	□理货清单			
□植物检疫证书	□磅码单		计费人	
□动物检疫证书	□验收报告			
□卫生证书	☑旧机电备案书			
□原产地证	□		收费人	
□许可/审批文件	□			

报检人郑重声明： 1.本人被授权报检。 2.上列填写内容正确属实。　签名： 李 志	领取证单
	日期
	签名

注：有"＊"号栏由出入境检验检疫机关填写

中华人民共和国海关进口货物报关单

预录入编号:317006×××　　　　　Page 1　　　　　海关编号:168561543

进口口岸 大鹏海关(5316)	备案号 E53052000024	进口日期 2008-01-01	申报日期 2008-01-01
经营单位 ①深运进出口有限公司 4403120×××	运输方式 江海运输	运输工具名称 HANJIN GOTHENBURG/G80	提运单号 HJSCLE03112102
收货单位 深圳市龙发纺织有限公司 4403940×××	贸易方式 一般贸易 0110	征免性质 鼓励项目(789)	征税比例 x%
许可证号	起运国(地区) ②法国(305)	装货港 法国(305)	境内目的地 深圳其他 44039
批准文号	成交方式 CIF	运费	保费	杂费
合同协议号 07671123	件数 3	包装种类 木托	毛重(公斤)35375	净重(公斤)30470
集装箱号 E76578I002	随附单据 A:入境货物通关单		用途 其他	

标记唛码及备注 装货港 LE HAVRE　⑧ A:470600108000001000

项号	商品编号	商品名称、规格型号	数量及单位	原产国(地区)	单价	总价	币制	征免
③01)	④8445111200	棉纤维型自动抓棉机	⑥1⑤台	法国	720810	720810	EUR	全免
(1)		TUSL TM		(305)			欧元	
02)	8445111300	棉纤维型梳棉机	1台	法国	315010	315010	EUR	全免
(2)		VER TM		(305)			欧元	
03)	8448393000	捻接器(七成新)	1台	法国	12580	12580	EUR	全免
(3)				(305)			欧元	

税费征收情况　　　　　　　　　　　　　　　　　　总价合计:1048400.00

录入员　录入单位	兹声明以上申报无讹并承担法律责任	海关审单批注及放行日期(签章)
报关员	申报单位(签章)深运进出口有限公司	审单　审价
单位地址		征税　统计
邮编　　电话	填制日期 2008-01-01	查验　放行

说 明

①报检单的发货人填写报关单的经营单位(以检验检疫备案登记代码录入);

②报检单的启运国家(地区)即是通关单的输出国家或地区,填写报关单的启运国(地区);

③报检单货物的排列顺序:实施电子数据比对的法检商品排列在前(2项),不实施比对的商品排列在后(1项)。报关单上的法检货物项数和次序应与此一致;

④报检单的货物 HS 编码按报关单对应法检商品的 HS 编码填写;

⑤报检单货物的计量单位按报关单上对应法检商品的第一计量单位填写;

⑥报检单上每项法检商品以第一计量单位计算的数/重量应大于或等于报关单上对应法检商品的法定第一数量;

⑦报检单的入境口岸填写报关口岸名称;

⑧报关单上的通关单号与纸质通关单的号码一致。

2. 出境货物报检单和报关单填制范例

中华人民共和国出入境检验检疫
出境货物报检单

报检单位(加盖公章)：×××集团股份有限公司　　　　　　　　　　＊编号　470100208000001

报检单位登记号：4701600888　　联系人：李红　　电话：66860088　　报检日期：2008 年 01 月 01 日

①发货人	(中文)	××集团股份有限公司				
	(外文)					
收货人	(中文)	＊＊＊				
	(外文)	MoonRiver Import & E×port Corporation，Busan				

货物名称(中/外文)	⑤H.S.编码	产地	⑥⑦数/重量	货物总值	包装种类及数量
④14"彩色电视机	8528721100 L.M/N	深圳	906 台	38849.28 美元	906 纸箱
21"液晶电视机	8528723200 L.M/N	深圳	350 台	63231.00 美元	350 纸箱

运输工具名称号码	船舶	贸易方式	进料对口	货物存放地点	本公司仓库
合同号	2006－33	信用证号		用途	其他
发货日期	2008.01.06	③输往国家(地区)	尼泊尔	许可证/审批号	＊＊＊
⑧启运地	深圳	到达口岸	尼泊尔	生产单位注册号	4701600888
集装箱规格、数量及号码	＊＊＊				

合同、信用证订立的检验检疫条款或特殊要求	标记及号码	随附单据(画"√"或补填)	
＊＊＊	＊＊＊	☑合同 □信用证 ☑发票 □换证凭单 ☑装箱单 ☑厂检单	☑包装性能结果单 □许可/审批文件 □ □ □ □

需要证单名称(画"√"或补填)		＊检验检疫费	
□品质证书 　正　副　　□植物检疫证书 　正　副		总金额 (人民币元)	
□重量证书 　正　副　　□熏蒸/消毒证书 　正　副			
□数量证书 　正　副　　☑出境货物换证凭单 　正　副			
□兽医卫生证书 　正　副　　□		计费人	
□健康证书 　正　副　　□			
□卫生证书 　正　副　　□		收费人	
□动物卫生证书 　正　副　　□			

报检人郑重声明：	领取证单	
1. 本人被授权报检。		
2. 上列填写内容正确属实,货物无伪造或冒用他人的厂名、标志、认证标志,并承担货物质量责任。 　　　　　　　　　　　签名：李红	日期	
	签名	

注：有"＊"号栏由出入境检验检疫机关填写　　　　　　　　◆国家出入境检验检疫局制

中华人民共和国海关出口货物报关单

出口口岸 大鹏海关(5316)	备案号 E53052000×××	出口日期 0000/00/00	申报日期② 2008/01/05
经营单位① ×××集团股份有限公司 4403130×××	运输方式 江海运输(2)	运输工具名称 E000000ZIN2A/Z11	提运单号 A1701120711
发货单位 ××集团股份有限公司 4403130×××	贸易方式 进料对口(0615)	征免性质 进料加工(0503)	结汇方式 先出后结(7)
许可证号 ＊＊＊＊＊＊＊＊＊＊	运抵国(地区)③ 尼泊尔(125)	指运港 尼泊尔(0125)	境内货源地 深圳特区(44031)
批准文号 069609668	成交方式 FOB(3)	运费	保费	杂费
合同协议号 2006－33	件数 1276	包装种类 纸箱(2)	毛重(公斤) 33318	净重(公斤) 30914
集装箱号 MSKU8898231＊3(6)	随附单据 B:出境货物通关单		生产厂家

标记唛码及备注 退税/主管海关:深关现场　⑨ B:470100208000001000

项号	商品编号	商品名称、规格型号	数量及单位	最终目的国(地区)	单价	总价	币制	征免
④ 01)	⑤ 8528721100	14"彩色电视机	⑦906⑥台	尼泊尔	42.88	38849.28	USD	全免
0114		14"(美制式 13")		125			美元	
02)	8528723200	21"液晶电视机	350 台	尼泊尔	180.66	63231.00	USD	全免
0104		21"		125			美元	
03)	8529908190	21"彩色电视机机芯组件	40 千克	尼泊尔	25	500	USD	全免
0135		21"	20 套	125			美元	

＊＊＊＊＊ 以下空白 ＊＊＊＊＊

税费征收情况　　　　　　　　　　合计总价:壹拾万零贰仟伍佰捌拾贰元贰角捌分(102580.28)
逐单申报单　集装箱号:APMU8008021,PONU7653189

录入员 录入单位 江×× ××集团股份有限公司	兹声明以上申报无讹并承担法律责任	海关审单批注及放行日期(签章) 审单　　　审价
报关员 吴×× 单位地址 深圳南山华侨城 邮编518053 电话×××××	申报单位(签章) ××集团股份有限公司(4403130×××) 填制日期 2008/01/05	征税　　　统计 查验　　　放行

说明
①报检单的发货人填写报关单的经营单位(以检验检疫备案登记代码录入);
②报关单申报日期应在出境货物通关单有效期之内;
③报检单的输往国家(地区)即是通关单的输出国家或地区,填写报关单的运抵国(地区);
④报关单上法检货物的项数(2项,第3项为非法检商品)和次序与报检单一致;
⑤报检单上每项法检商品的 HS 编码按报关单上对应法检商品的 HS 编码填写;
⑥报检单货物的计量单位按报关单上对应法检商品的第一计量单位填写;
⑦报检单上每项法检商品以第一计量单位计算的数/重量应大于或等于报关单上对应法检商品的法定第一数量;
⑧报检单的启运口岸填写报关口岸名称;
⑨报关单上的通关单号与纸质通关单的号码一致。

参考文献

[1] 2010 年版报检员资格全国统一考试教材.北京:中国标准出版社,2010.5

[2] 孔德民.报检实务.北京:中国海关出版社,2010.5

[3] 罗兴武.报关实务.北京:机械工业出版社,2010.2

[4] 王斌义,顾永才.报关报检实务.北京:首都经济贸易大学出版社,2009.2

[5] 肖旭.报检实务.北京:高等教育出版社,2009.3

[6] 武晋军.报关实务.北京:电子工业出版社,2007.6

[7] 金焕.报检实务.北京:电子工业出版社,2007.9